Communiquer avec une personne âgée atteinte de la maladie d'Alzheimer à un stade avancé

JACINTHE GRISÉ

Communiquer avec une personne âgée atteinte de la maladie d'Alzheimer à un stade avancé

Chronique Sociale
Les Presses de l'Université Laval

Les Presses de l'Université Laval reçoivent chaque année du Conseil des Arts du Canada et de la Société d'aide au développement des entreprises culturelles du Québec une aide financière pour l'ensemble de leur programme de publication.

Nous reconnaissons l'aide financière du gouvernement du Canada par l'entremise de son Programme d'aide au développement de l'industrie de l'édition (PADIÉ) pour nos activités d'édition.

Mise en pages : Diane Trottier

Maquette de couverture : Hélène Saillant

Dépôt légal 1er trimestre 2010

ISBN 978-2-7637-8804-3

Les Presses de l'Université Laval
Pavillon Pollack, bureau 3103
2305, rue de l'Université
Université Laval, Québec
Canada, G1V 0A6
www.pulaval.com

Chronique Sociale
7, rue du Plat
69228 Lyon Cedex 02 – France
Tél. : 04 78 37 22 12
Fax : 04 78 42 03 18
www.chroniquesociale.com

À ma belle petite Laurence

Table des matières

Remerciements

Mes remerciements vont en premier lieu aux intervenants des milieux prothétiques qui m'ont demandé de concevoir un outil pour mieux communiquer et mieux comprendre comment s'expriment les personnes âgées qui sont atteintes de la maladie d'Alzheimer à un stade avancé.

Merci aux familles ainsi qu'aux personnes âgées atteintes de la maladie d'Alzheimer que j'ai côtoyées et qui m'ont aidée à identifier leurs besoins à partir de la communication non verbale.

Merci à Renée Mongeon, directrice des services aux personnes en perte d'autonomie liée au vieillissement (PALV), et à Suzanne Beauchamp, directrice générale du centre de santé et de services sociaux (CSSS) Champlain, qui m'ont donné la possibilité de concevoir et d'implanter une salle d'apaisement pour diminuer l'anxiété des personnes âgées atteintes de la maladie d'Alzheimer à un stade avancé.

Mes remerciements vont également à André Baril, mon éditeur québécois, ainsi qu'à André Soutrenon, mon éditeur français.

Merci à mes parents et à ma petite fille Laurence qui ont suscité en moi le désir d'expliquer comment il est encore possible de communiquer avec les personnes âgées qui ne peuvent plus s'exprimer verbalement.

Introduction

La maladie d'Alzheimer entraîne chez les personnes âgées une détérioration de certaines facultés, dont celle de s'exprimer verbalement. Parmi les effets, on constate l'oubli de mots, la répétition involontaire d'un mot (palilalie) et la perturbation de la conception des phrases. Selon l'évolution de la maladie, ce qui est propre à chaque individu, une bonne partie du vocabulaire s'efface progressivement de la mémoire et le choix de mots est de plus en plus limité. Les phrases deviennent alors incohérentes, la prononciation se dérègle, les malades bégaient et répètent un mot ou une syllabe; l'aphasie devient totale.

Avec le temps, le langage s'avère inintelligible et le malade n'arrive plus à se faire comprendre par son entourage, ce qui entraîne des problèmes de communication avec les proches; l'intervention devient difficile.

De plus en plus, les milieux gériatriques reconnaissent que **la communication interpersonnelle** est un **élément essentiel de la relation d'accompagnement** de personnes âgées atteintes de déficits cognitifs, qu'elle facilite l'intervention et qu'elle participe à l'établissement d'un climat de confiance entre l'intervenant et le bénéficiaire.

Cet ouvrage vise à mieux outiller les intervenants en gérontologie afin qu'ils puissent améliorer la qualité et l'efficacité de leurs interventions. Il vise aussi à identifier des moyens palliatifs et à renseigner sur les façons de communiquer avec la personne en perte d'autonomie. Il comporte *cinq chapitres*.

Le *premier chapitre* concerne l'historique, la définition et l'évolution de la maladie d'Alzheimer ainsi que l'impact des déficits cognitifs sur la communication.

Le *deuxième chapitre* aborde les difficultés communicationnelles selon les stades de la maladie ainsi que les moyens utilisés pour communiquer avec une personne atteinte de la maladie d'Alzheimer à un stade avancé.

Le *troisième chapitre* porte une attention particulière à la modalité d'interprétation de la communication non verbale ainsi qu'à ses origines. Une approche relationnelle y est proposée.

Le *quatrième chapitre* se penche sur l'analyse de la communication non verbale reliée à l'anxiété vécue par la personne atteinte de la maladie d'Alzheimer à un stade avancé et sur l'utilisation d'une salle d'apaisement en centre d'hébergement.

Le *cinquième chapitre* traitera des techniques de communication non verbale utilisées par l'intervenant.

Une personne âgée atteinte de la maladie d'Alzheimer a besoin d'aide lorsqu'elle perd son autonomie. Grâce au dialogue, nous pourrons maintenir son lien essentiel à la communauté.

PREMIER CHAPITRE

La maladie d'Alzheimer

HISTORIQUE DE LA MALADIE D'ALZHEIMER

C'est en 1906 que la maladie est identifiée par un neurologue et psychiatre allemand, le Dr Alois Alzheimer. Il est le premier à la décrire comme une affection progressive du cerveau dont la cause et la cure sont inconnues.

Par la suite, ses symptômes sont perçus comme faisant partie du déclin « normal » du cerveau qui est attribuable au vieillissement, mais la découverte d'un lien entre la détérioration des fonctions cognitives et le nombre de plaques et d'écheveaux dans le cerveau amène enfin les scientifiques à reconnaître ce phénomène telle une maladie et non comme faisant partie du processus normal du vieillissement.

Vers 1970, alors que la maladie d'Alzheimer suscite l'intérêt des chercheurs, des techniques, des connaissances et des outils pouvant servir à l'exploration ainsi qu'à la compréhension du corps humain sont développés. La recherche porte principalement sur les plaques et les écheveaux, sur l'étude et l'analyse des interactions complexes qui détruisent les cellules nerveuses.

Les plaques sont de petits dépôts denses répartis sur l'ensemble du cerveau et qui, à des concentrations élevées, sont toxiques pour les cellules cérébrales. Les écheveaux, pour leur part, interviennent dans les processus vitaux en « étouffant » les cellules saines du cerveau. Aussi, la dégénération et la mort des cellules cérébrales entraînent-elles le rétrécissement de certaines régions du cerveau.

Figure 1 – Plaque et écheveaux

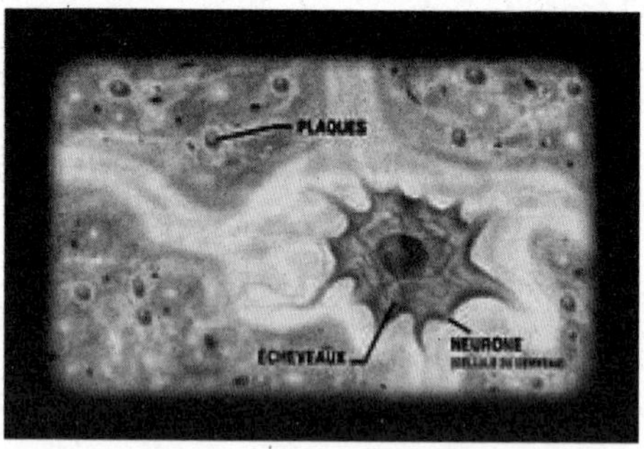

Figure 2 – Cerveau humain

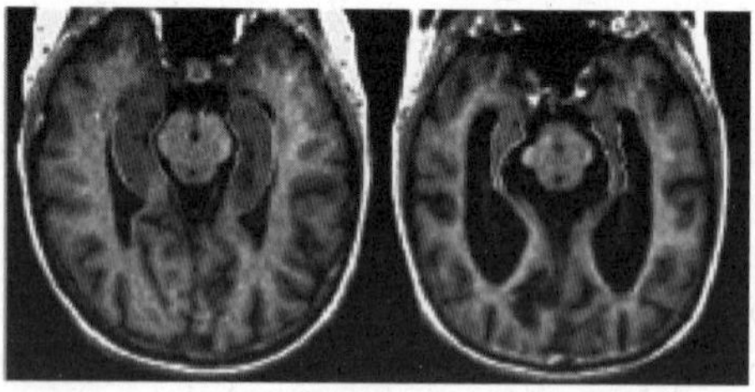

L'image ci-dessus illustre qu'une personne atteinte de la maladie d'Alzheimer (à droite) possède moins de tissus cérébraux qu'une personne qui n'est pas atteinte de la maladie (à gauche). Les images IRM ont été gracieusement fournies par le Women's College Health Sciences Centre. Référence Société d'Alzheimer Canada 2009, www.Alzheimer.ca

Certains travaux se penchent sur la composition chimique des protéines toxiques, soit les protéines « amyloïdes » dans les plaques et « tau » dans les écheveaux.

Ces recherches ont contribué à des découvertes dans le domaine de la génétique au cours des années 1990. Ainsi, en 1992, le premier véritable lien génétique de la maladie a été identifié.

En 1993, des scientifiques isolent le *gène apoE* dans le cerveau, ce qui permet la conception d'un premier médicament qui atténue les symptômes aux stades légers à modérés de la maladie d'Alzheimer. Durant les cinq années suivantes, d'autres médicaments font leur apparition, offrant de nouvelles possibilités de traitement. En 1999, le premier vaccin est créé et testé sur des souris génétiquement modifiées et les travaux de recherche en la matière s'avèrent fort prometteurs. Les avancées technologiques dans le domaine de l'imagerie médicale permettent aux chercheurs de mieux comprendre le cerveau vivant. Les analyses des images révèlent que des changements pourraient se produire bien avant que les premiers symptômes de la maladie d'Alzheimer ne se manifestent. Depuis 2004, des médicaments sont expérimentés pour stabiliser ou ralentir la détérioration des fonctions cognitives et pour traiter les symptômes aux stades modérés à avancés. On a fait d'énormes progrès dans la lutte contre la maladie d'Alzheimer au cours des deux dernières décennies. Des découvertes sont espérées, tels un vaccin ainsi que de nouveaux médicaments, traitements et outils de diagnostic[1].

La propagation de la maladie au Canada

Aujourd'hui, une personne sur treize âgée de plus de 65 ans souffre de la maladie d'Alzheimer ou d'une démence connexe. D'ici 2031, environ 750 000 Canadiens seront atteints, sauf si nous parvenons à enrayer la maladie. L'espoir des chercheurs n'a jamais été aussi grand[2].

---

1. Société Alzheimer du Canada, 2008.
2. Statistique Canada, 2008.

La propagation de la maladie en France

En France, 1,3 million d'individus, soit une personne sur quatre âgée de plus de 65 ans pourrait en être atteinte en 2020 si aucun traitement n'est découvert d'ici là. La fréquence augmente avec l'âge : 5 % des personnes de plus de 65 ans et 20 % des personnes de plus de 80 ans en sont atteintes. Trois millions d'individus sont concernés directement par la maladie d'Alzheimer, laquelle est la quatrième cause de mortalité au pays. Elle est devenue tragiquement courante. Elle coûte à la collectivité 10 milliards d'euros chaque année (chiffres de 2007) et à moyen terme, les dépenses de sécurité sociale pourraient être multipliées par quinze si aucune solution n'est trouvée[3].

La propagation de la maladie aux États-Unis

Cinq millions d'Américains vivent actuellement avec la maladie d'Alzheimer. Elle est la sixième cause de décès au pays. Les experts prédisent un demi-million de nouveaux cas par année en 2010 et un million de plus par année en 2050[4]. Les coûts associés à cette maladie seront énormes.

La propagation de la maladie dans le monde

Il est difficile de suivre la progression mondiale de la maladie d'Alzheimer, puisqu'il ne s'agit pas d'une maladie à déclaration obligatoire. Chaque pays qui a vu la durée de la vie de ses citoyens augmenter a également vu augmenter le nombre de ceux qui sont atteints de la maladie d'Alzheimer. Cette maladie affecterait actuellement environ 25 millions d'individus dans le monde. D'ici 2020,

3. Institut national de la statistique et des études économiques (INSEE), 2009.
4. Alzheimer's Association, 2009.

on estime à 30 millions le nombre de personnes qui en seront affectées et d'ici 2050, ce chiffre pourrait dépasser 50 millions[5].

IMPACT DE LA MALADIE D'ALZHEIMER

La maladie d'Alzheimer aussi nommée démence de type Alzheimer (DTA) dans le DSM-IV: *Manuel diagnostique et statistique de troubles mentaux* de l'American Psychiatric Association, est la démence la plus fréquente chez les personnes âgées: elle représente 70 % des cas recensés. Le nombre de personnes atteintes augmente avec l'accroissement de la durée de la vie. L'évidence de l'énorme réalité sociale de cette maladie établit l'urgence de trouver des moyens efficaces pour faire face à ce problème[6].

Nous risquons d'être aux prises avec une crise de gestion des conséquences de cette maladie au cours du présent millénaire, maladie qui afflige également tous les membres de la famille. Les aidants naturels vivent souvent la détresse morale, l'épuisement et une solitude extrême, surtout durant la phase avancée lorsque le malade nécessite une surveillance 24 heures sur 24, ce qui oblige à l'hébergement[7].

En institution, une prise en charge adéquate exige de la part des intervenants des compétences spécifiques. Les spécialistes en gérontologie sont appelés à prodiguer des soins à des personnes âgées qui ne peuvent plus verbaliser leurs besoins puisque la maladie d'Alzheimer a eu des répercussions sur leur communication verbale[8]. Les personnes qui en sont à un stade avancé de la maladie ont habituellement une plus grande détérioration du langage verbal. L'oubli de mots, la palilalie et la perturbation de la conception des

5. INSEE, *op. cit.*
6. Société Alzheimer du Canada, 2006.
7. P. Orzeck, N. Guberman et P. Barylak, *Des interventions novatrices auprès des aidants naturels*, Montréal: Éditions Saint-Martin, 2001.
8. S. Éthier, *L'ABC de la maladie d'Alzheimer*, Montréal: Éditions Méridien, 1996.

phrases entraînent la **perte de la capacité à parler**[9]. Il ne reste donc plus que la communication non verbale (CNV) pour capter les besoins de cette population, mais elle n'est pas toujours facile à décoder. Les intervenants rapportent souvent avoir de la difficulté à interpréter les messages ainsi transmis étant donné la diversité des sens qu'ils peuvent avoir. La justesse du décodage de la CNV influence la qualité des soins prodigués sur la vie des personnes atteintes ainsi que celle de leurs familles.

S'il est encore peu probable à brève échéance de guérir cette maladie, il existe des moyens et des types d'interventions qui favorisent l'épanouissement de la personne malade, moyens et interventions qui peuvent même influencer favorablement le cours de la maladie.

En bref, l'évolution de la maladie entraîne chez les personnes atteintes des difficultés à s'exprimer verbalement. Il ne reste que la CNV pour comprendre les messages de la personne malade, mais cette forme de communication est parfois très difficile à décoder.

DÉFINITION DE LA MALADIE D'ALZHEIMER

Le *Manuel diagnostique et statique des troubles mentaux* (DSM-IV)[10] mentionne que la maladie d'Alzheimer n'est pas une maladie mentale, mais qu'elle est plutôt une maladie neurologique, c'est-à-dire qui touche le système nerveux. Elle est classée à début précoce si elle se manifeste avant l'âge de 65 ans et à début tardif si les symptômes apparaissent après cet âge. Elle entraîne, entre autres, des problèmes qui affectent la mémoire, le jugement, l'orientation dans le temps et dans l'espace, l'humeur et le comportement, tout en causant des changements majeurs de la personnalité. Les difficultés

9. M. Dubé et C. Lemieux, *Personnes âgées atteintes de déficits cognitifs : manuel d'intervention*, Cap-de-la-Madeleine : Regroupement Cloutier-du-Rivage, 1998.
10. American Psychiatric Association, DSM-IV : *Manuel diagnostique et statistique de troubles mentaux* (4e éd.) (version internationale) (Washington, DC, 1995).Traduction française par J.D.G. Guelfi *et al.*, Paris : Masson, 1996.

de langage (aphasie) sont les plus importantes après les difficultés mnésiques. Dans la démence, la parole perd sa fonction ; l'écriture et la lecture sont également de plus en plus perturbées. Les difficultés à reconnaître les objets ou les personnes (agnosie) sont de plus en plus présentes ; par exemple, la personne en vient à ne plus reconnaître son domicile, son conjoint ou sa conjointe, etc. Une altération de la capacité à réaliser une activité motrice (apraxie) fait aussi partie des manifestations de la démence. Un ralentissement moteur peut être observé et des problèmes de coordination identifiés. Une perturbation des fonctions exécutives telles que planifier, organiser et ordonner est souvent observée. L'évolution de la maladie est caractérisée par un **déclin cognitif continu et significatif** par rapport au fonctionnement antérieur. La perte des habiletés et des connaissances entraîne une diminution graduelle de l'autonomie, de sorte qu'à partir d'un certain stade, la personne malade ne peut plus subvenir à ses besoins[11].

Cette maladie dégénérative provoque des lésions. Une personne malade possède une moins grande quantité de cellules au cerveau qu'une personne saine. Le rétrécissement ainsi que la disparition des cellules se poursuivent avec l'évolution de la maladie et provoquent des taches denses de forme irrégulière que l'on nomme *plaques*, lesquelles contiennent une protéine dite *protéine bêta-amyloïde* qui fait partie d'une protéine plus longue dite *précurseur de la protéine bêta-amyloïde*. Se trouvent aussi des écheveaux qui étouffent les cellules saines. Les changements chimiques du cerveau des personnes atteintes se caractérisent par la dégénérescence neurofibrillaire des neurones et par la formation de plaques amyloïdes, appelées *plaques séniles*. Pour obtenir des images du cerveau, pour y connaître la répartition et la concentration des substances chimiques naturelles et pour tenter d'y détecter les plaques qui entourent les cellules, on utilise actuellement la tomographie par émission de positions (TEP).

---

11. D. Gauvreau et M. Gendron, *Questions et réponses sur la maladie d'Alzheimer*, Montréal : Le jour, 1994.

Au fur et à mesure que la maladie évolue, elle affecte différentes régions du cerveau et elle entraîne la perte de certaines fonctions ou habiletés. Une fois une habileté perdue, elle peut rarement être récupérée ou réapprise. Bien que la maladie provoque des changements de comportements importants, elle ne modifie pas la capacité de la personne à éprouver des sentiments tels que la joie, la colère, la peur, l'amour ou la tristesse ni la capacité à réagir en leur présence. Une mémoire émotive est aussi constatée.

Des modifications dans le comportement d'une personne peuvent indiquer des dommages à certaines régions du cerveau. Ainsi, lorsque le système limbique est attaqué, la personne est irritable, déprimée ou anxieuse. Ce système gère la mémoire, les émotions et certaines fonctions quotidiennes telles que le sommeil et l'alimentation.

Lorsque le lobe temporal et l'hippocampe sont touchés, l'individu présente des troubles de la mémoire à court terme ; il ne se souvient plus des événements récents ; il vit dans le moment présent ; il perd ses aptitudes de vocabulaire ; il a de la difficulté à reconnaître les visages, les objets et les endroits connus.

L'hippocampe traite la mémoire verbale et la mémoire visuelle : la mémoire verbale comprend les souvenirs associés à ce qui est dit ou entendu ; la mémoire visuelle est sollicitée pour reconnaître les objets, les visages et les lieux pour nous repérer dans notre environnement. Le lobe temporal contrôle les apprentissages récents et la mémoire immédiate. Celle-ci est plus visée que la mémoire à long terme.

Dans le cas où le lobe pariétal gauche est affecté, l'individu mélange les mots et les utilise à mauvais escient : il ne comprend pas ce que disent les autres ; il utilise des généralités plutôt que des détails dans son discours ; il ne peut plus écrire clairement ; il peine à gérer ses comptes bancaires ou à payer ses factures ; il s'égare facilement ; il a du mal à agencer ses pièces de vêtements ainsi qu'à s'habiller ; il n'évalue pas bien les difficultés.

Le lobe pariétal contrôle la faculté de comprendre des informations spatiales tels l'endroit où l'on se trouve, l'emplacement des lieux et des objets. Quant au lobe frontal, il permet de prendre des initiatives, de planifier et d'organiser des actions, d'adopter un comportement social approprié à une situation donnée, d'interpréter les sentiments des autres et leurs réactions.

Le lobe occipital contrôle la vision, la faculté de voir et d'associer les couleurs, les formes, les angles et les mouvements de manière intelligente. Les changements observés chez l'individu dont le lobe occipital est touché sont caractérisés, par exemple, par une diminution de la perception de la profondeur ou par l'incapacité à détecter les mouvements. Il y a une perte d'identité et de schéma corporel. Bien que le lobe occipital ne soit pas directement touché, les zones visuelles voisines qui permettent d'associer les éléments de la vision peuvent être atteintes[12].

La personne affectée par la maladie semble indifférente ou apathique ; elle abandonne ses passe-temps et autres activités qu'elle aimait ; elle se désintéresse rapidement ; elle semble se contenter de rester assise sans rien faire et sans réagir aux autres ; elle se replie sur elle-même et répète les mêmes gestes sans arrêt.

DÉFINITION DE LA MÉMOIRE

Les critères diagnostiques du DSM-IV associés à la maladie d'Alzheimer sont identifiés comme étant une **affection complexe** qui se manifeste par l'apparition de déficits cognitifs multiples et caractérisés par une altération de la mémoire. Selon Baddeley[13] et Derouesné[14], ces troubles sont différents de ceux qui constituent l'oubli bénin de la sénescence. Ces auteurs mentionnent que le

12. Société Alzheimer du Canada, 2006.
13. A.D. Baddeley, « Is working memory still working ? », *European Psychologist*, 7, 85-97, 2002.
14. C. Derouesné, *La maladie d'Alzheimer*, Bordeaux-Le-Bouscat : Éditions l'Esprit du temps, 1994.

problème de mémoire le plus évocateur est la difficulté à apprendre de nouvelles informations.

Pour comprendre la spécificité des atteintes résultant de la maladie, il faut considérer *quatre systèmes*: la mémoire de travail, la mémoire épisodique, la mémoire sémantique et la mémoire procédurale. La *mémoire de travail* permet d'effectuer des actions cognitives à court terme telles que raisonner, lire, écrire et calculer. La *mémoire épisodique* permet de se souvenir des événements vécus la veille ou du nom d'un ancien camarade. Ces deux mémoires sont les plus affectées par la maladie. L'individu atteint éprouve toujours davantage de difficulté à traiter l'information qui est étroitement liée au mécanisme de l'attention ainsi qu'à se rappeler les événements nouveaux. Pour sa part, la *mémoire sémantique* permet à l'individu d'emmagasiner ses connaissances du monde. Il s'agit d'une mémoire de référence qui renferme l'information accumulée. La *mémoire procédurale* conserve l'information qui se manifeste directement dans l'action et qui n'est pas accessible à la conscience. Dans la maladie d'Alzheimer, la mémoire sémantique et la mémoire procédurale sont épargnées plus longtemps, l'individu peut donc acquérir de l'information sous la forme de procédures liées à l'action.

SEPT STADES D'ATTEINTE

Lorsque la maladie d'Alzheimer est diagnostiquée, il est possible d'en évaluer le niveau. L'échelle de détérioration globale de Reisberg *et al.*[15] fait partie des instruments permettant d'évaluer la gravité de la maladie et de cibler les personnes âgées qui ont de la difficulté à s'exprimer verbalement. Elle identifie le déficit cognitif et elle établit le degré de démence atteint par la personne. Cette échelle comprend *sept stades* qui définissent les caractéristiques propres à chaque niveau d'atteinte et identifient les changements observables au cours de la maladie.

15. B. Reisberg *et al.*, « Global deterioration scale (GDS) », *Psychopharmacology Bulletin*, 24 (4), 661-662, 1988.

Au premier stade, aucun affaiblissement intellectuel n'est observable. Le tableau clinique ne démontre pas de déficit évident de la mémoire lors de l'examen.

Au deuxième stade, on note quelques oublis bénins, où des objets familiers ont été placés et le nom de vieilles connaissances. L'évaluation neuropsychologique est négative.

Au troisième stade, un affaiblissement intellectuel léger et une confusion précoce entraînant des difficultés au travail sont constatés. Le sujet affiche un faible état confusionnel, des troubles de la mémoire évidents ainsi qu'une baisse de l'attention et de la concentration. Le tableau clinique indique qu'il peut se perdre en se rendant à un endroit connu. Ses compagnons de travail peuvent s'apercevoir qu'il éprouve de la difficulté à se remémorer des mots ou des noms. Il peut lire un passage ou un livre et ne pas s'en souvenir. Il peut avoir de plus en plus de mal à retenir les noms des étrangers qu'on lui présente ; il vit alors de l'anxiété. Il peut perdre ou égarer des objets de valeur et nier ou rationaliser ses problèmes. Une véritable altération des fonctions cognitives est constatée lors de l'évaluation neuropsychologique.

Au quatrième stade, on note un affaiblissement intellectuel modéré et un état confusionnel marqué. Le tableau clinique indique un déficit cognitif manifeste : lors d'une entrevue, la personne ne peut pas répondre correctement aux questions et préfère laisser son accompagnateur répondre. Elle est moins au courant des événements actuels et récents. Elle éprouve de la difficulté à se souvenir de certains événements de sa vie. Elle manifeste des troubles de concentration lors d'efforts intellectuels. Il lui est de plus en plus difficile de voyager et de s'occuper de ses finances personnelles. Elle peine à interpréter des proverbes ou des notions abstraites. Elle évite certaines situations. L'examen neuropsychologique révèle des lacunes évidentes sur les plans de la mémoire et du langage ainsi que des difficultés de coordination et de planification des mouvements volontaires aux buts visés (praxie). L'examen neurologique est toujours négatif.

Au cinquième stade, l'individu démontre un affaiblissement intellectuel modérément grave. Il a besoin d'assistance dans sa vie quotidienne et il ne pourrait survivre sans elle. L'examen neuropsychologique indique une aggravation des déficits du stade antérieur. À l'examen neurologique, on note habituellement un ralentissement de la démarche et des mouvements.

Au sixième stade, on constate un affaiblissement intellectuel grave. Le tableau clinique indique que le malade peut oublier le nom de son conjoint ou de l'aidant dont il dépend entièrement pour survivre. Il conserve une certaine capacité de mémorisation des activités passées (mémoire émotive), mais ses souvenirs sont incomplets. Il est peu conscient de son environnement, du temps, du jour, du mois, de l'année, de la saison, etc. Il lui est difficile de compter de 10 à 0 et, parfois, de 0 à 10. Son langage est très limité et incohérent. Il a besoin d'aide quotidiennement. Il peut devenir incontinent et il nécessite de l'assistance pour se déplacer, mais il se souvient presque toujours du nom de la personne qui lui procure de l'aide. Il éprouve des troubles émotifs, présente des problèmes de comportement et est sujet à une modification de sa personnalité. Les symptômes de ce stade sont des manifestations de délire et d'obsession, d'anxiété, d'agitation, de violence et de perte de volonté. Sur le plan neuropsychologique, les déficits cognitifs sont de plus en plus accentués. L'examen neurologique révèle un ralentissement important des mouvements ainsi que des troubles de la démarche et des réflexes primitifs. La personne requiert de l'assistance pour s'habiller, pour prendre son bain et pour maintenir une hygiène minimale. Elle présente de l'incontinence urinaire et fécale.

Au septième stade, on observe un affaiblissement intellectuel très grave et une démence profonde. Le tableau clinique indique un mutisme fréquent, de l'incontinence urinaire et fécale, le besoin d'aide pour faire sa toilette et s'alimenter. Le sujet ne marche plus, il est grabataire, souvent en position fœtale. Il ne reconnaît plus ses proches.

Tableau 1 – **Tableau clinique**

Stades	Diagnostics
1	Aucun affaiblissement intellectuel n'est observable.
2	Quelques oublis et un léger affaiblissement intellectuel.
3	Début de confusion, trouble de la mémoire et baisse intellectuelle évidente. Une difficulté d'attention et de concentration est flagrante.
4	Apparition de déficits cognitifs et difficulté de coordination et de planification des mouvements.
5	Aggravation des déficits cognitifs et ralentissement de la démarche et des mouvements.
6	Affaiblissement intellectuel grave, mémoire émotive présente, troubles de comportement, modification de la personnalité, assistance aux activités de la vie quotidienne.
7	Affaiblissement intellectuel très grave, mutisme, incontinence, aide totale aux activités de la vie quotidienne, grabataire, position fœtale.

Source : Grisé, J. (2007).

LES DÉFICITS COGNITIFS ET LES PERSONNES ÂGÉES ATTEINTES DE LA MALADIE D'ALZHEIMER

L'expression *déficit cognitif* remplace maintenant le terme *confusion* que l'on utilisait couramment autrefois et qui est imprécis ainsi que non scientifique. Les déficits cognitifs chez les personnes âgées découlent de plusieurs atteintes neurologiques telles que le délirium, la démence de type Alzheimer, la démence vasculaire, la démence alcoolique, la démence due à la maladie du VIH, le syndrome de Korsakoff, la maladie de Pick, la maladie de Parkinson, la maladie de Huntington, la maladie de Creutzfeld-Jacob ou d'autres causes, comme certaines infections, tels une infection urinaire, de la fièvre, une intoxication à certains médicaments, une dépression, des troubles métaboliques, des troubles cardiovasculaires, des troubles cérébraux (AVC), de la douleur, une privation sensorielle, une anesthésie, un changement de milieu, de l'isolement, de l'anémie, une tumeur, une maladie pulmonaire, une carence en nutriments ou une intoxication chimique.

Les déficits cognitifs qui caractérisent la maladie d'Alzheimer s'identifient donc par la détérioration des facultés intellectuelles telles que la perte de la mémoire, des difficultés d'orientation spatio-temporelle et de concentration, la perte de l'attention et de la capacité d'apprentissage, des problèmes relatifs à la pensée abstraite et au jugement, la perte du langage (aphasie), l'altération de la capacité à réaliser une activité motrice précise même si les fonctions sollicitées sont intactes (apraxie) et l'impossibilité de reconnaître ou d'identifier les objets (agnosie). On observe une dégradation de la prise de conscience du schéma corporel.

Par exemple, chez un patient atteint de la maladie d'Alzheimer, l'altération de la mémoire est un symptôme précoce et prédominant quand on diagnostique des déficits cognitifs. Le sujet éprouve des difficultés à assimiler de nouvelles informations ou il oublie celles apprises antérieurement. À un stade plus avancé de la démence, la détérioration de la mémoire est si prononcée qu'il oublie sa date de naissance, le nom des membres de sa famille et, parfois, même son nom. Le plus souvent, il est incapable de se coiffer ou d'exécuter correctement des gestes comme saluer de la main. Peu à peu, l'apraxie le conduit à l'impossibilité de cuisiner, de s'habiller, de dessiner, etc. Il peut également présenter une incapacité à reconnaître ou à identifier les objets malgré des fonctions sensitives et sensorielles intactes (agnosie). Il ne reconnaît plus par le seul toucher des objets usuels comme des clés, des pièces de monnaie, etc. En outre, on peut constater une altération des fonctions exécutives, c'est-à-dire que l'individu éprouve de la difficulté à planifier des projets, à s'organiser au quotidien, à gérer son horaire et à maintenir une pensée abstraite.

Les déficits cognitifs reliés à la maladie d'Alzheimer évoluent en *trois phases* : la phase précoce, la phase intermédiaire et la phase avancée ou à intensité grave. La maladie évolue dans le temps et les détériorations successives des facultés intellectuelles sont présentées au *tableau 2*.

Tableau 2 – **Durée des phases de la maladie d'Alzheimer**

Phase précoce 2 à 4 ans	Phase intermédiaire 2 à 10 ans	Phase avancée 1 à 3 ans

Au commencement de la maladie, durant la *phase précoce*, pour une période allant de deux à quatre ans, les principales difficultés rencontrées sont des troubles de la mémoire à court terme et des problèmes progressifs de langage. Des difficultés d'attention et d'orientation dans l'espace peuvent aussi survenir ainsi que des problèmes d'abstraction.

La *deuxième phase*, qualifiée d'*intermédiaire*, s'étend sur une période de deux à dix ans ; c'est la phase la plus longue de la maladie. La personne dépend de plus en plus de son entourage pour accomplir ses activités quotidiennes. Se faire comprendre et communiquer sont difficiles pour elle. On observe également un changement de sa personnalité, des sautes d'humeur peuvent survenir, certains traits de caractère sont altérés et elle peut également se replier sur elle-même.

La durée de la *phase avancée* varie de un à trois ans. La personne devient totalement dépendante de son entourage pour subvenir à ses besoins quotidiens. Étant donné la quantité de soins qu'elle requiert, son maintien à domicile devient très sollicitant pour l'aidant.

IMPACT DES DÉFICITS COGNITIFS SUR LA COMMUNICATION RELATIONNELLE

La communication est l'échange d'informations entre deux personnes. Lorsque celles-ci interagissent, elles synchronisent leurs paroles et leurs gestes. Or, quand une des deux personnes souffre de troubles cognitifs importants, la synchronisation devient chaotique, puisqu'elles n'arrivent pas toujours à interpréter mutuellement leurs messages[16].

16. Gauvreau et Gendron, *op. cit.*

Plusieurs études sur le sujet ont identifié les modifications de la communication verbale chez la clientèle atteinte de déficits cognitifs. Chez la personne âgée se présentent des difficultés à suivre les conversations rapides et complexes, surtout si l'environnement est bruyant. Elle s'écarte souvent du sujet et ses digressions deviennent de plus en plus fréquentes. Elle est facilement distraite et les consignes doivent être souvent répétées, le cas échéant.

Au début, la personne atteinte éprouve des problèmes à formuler ses propos. Elle est plus lente à s'exprimer, se répète souvent, oublie certains mots ou se trompe de mots. Peu à peu, les mots s'effacent de sa mémoire. Ainsi, ne se rappelant plus le nom des objets, elle décrit leurs utilisations ou fonctions. Son élocution ralentit et il lui arrive de répéter des phrases. Elle amorce moins souvent la conversation. Il devient plus difficile pour elle de raconter un événement de façon chronologique ou d'exprimer verbalement ce qu'elle ressent.

Les perturbations sémantiques transparaissent évidemment dans toutes les situations de langage oral. Le langage spontané, le discours narratif, l'élocution, la désignation, les classifications en fonction de différents attributs et appariements d'images et de mots sont les domaines les plus souvent concernés[17]. Pour certains sujets atteints de déficits cognitifs, les difficultés du langage sont les plus importantes après les difficultés mnésiques, non seulement du fait de leur fréquence, mais également de leur retentissement sur les relations avec leur entourage. Parfois, les problèmes de langage sont les premiers symptômes à apparaître sous la forme d'une difficulté à utiliser le terme adéquat lors d'une conversation ou le nom d'un objet spécifique[18].

La qualité de la communication avec la personne âgée atteinte de déficits cognitifs revêt un aspect fondamental lorsque l'intervenant veut lui prodiguer des soins. Ce dernier doit s'exprimer plus

---

17. F. Eustache et A. Agniel, *Neuropsychologie clinique des démences. Évaluations et prises en charge*, Paris : Solal, 1995.
18. Derouesné, *op. cit.*

lentement, concrètement, et il doit souvent répéter. Communiquer peut s'avérer très difficile, voire impossible, si l'on s'attend à échanger avec la personne malade de la même façon qu'on le faisait avec elle antérieurement[19]. Certaines stratégies de communication ont été développées pour faciliter la compréhension des messages du patient. Dubé et Lemieux[20], chercheuses en gérontologie, mentionnent que la qualité de la communication est un élément essentiel à une bonne relation. Selon ces auteures, elle dépend de *plusieurs facteurs*: on doit instaurer une relation de confiance entre le résidant et l'intervenant, tenir compte des croyances du résidant, utiliser des attitudes adéquates, être patient, tolérant, compréhensif et respectueux, avoir la capacité de s'adapter à l'évolution de la maladie, échanger de l'information avec l'équipe de soins, identifier des solutions, s'ajuster au rythme du résidant, établir une atmosphère calme et gaie, s'assurer de la cohérence entre les communications verbale et non verbale lors de l'interaction.

Afin d'entrer en contact plus facilement avec la personne malade, les auteures mentionnent qu'il est important d'annoncer son arrivée, d'éliminer les bruits environnants, de bouger lentement, de se placer face à elle, de s'asseoir à sa hauteur pour demeurer dans son champ de vision, d'établir un contact visuel pour éveiller son attention et favoriser sa concentration, de la toucher doucement et si elle ne veut pas entrer en contact, ne pas la forcer. Une autre chercheuse, Hendryx-Bedalov[21], mentionne que la façon de communiquer des intervenants peut avoir un effet sur l'interaction et sur le comportement de la clientèle. Selon elle, il faut considérer la communication comme un outil à deux voies,

19. R.M. Tappen, «Alzheimer's disease: Communication techniques to facilitate perioperative care», *AORN Journal*, 54 (6), 1279-1286, 1991, Éthier, *op. cit.* et J. Grisé, «Sans parole», *Perspective infirmière*, 25-26, 2008.
20. Dubé et Lemieux, *op. cit.*
21. P.M. Hendryx-Bedalov, «Alzheimer's dementia. Coping with communication decline», *Journal of Gerontological Nursing*, 26 (8), 20-24, 2000.

c'est-à-dire qu'il est possible de l'utiliser en recevant et en émettant des messages.

Certaines attitudes de l'intervenant peuvent faciliter l'interaction (*voir le quatrième chapitre*), mais malgré ces stratégies, il devient de plus en plus difficile de maintenir une communication verbale entre l'intervenant et le malade. Ripich *et al.*[22] et Becue[23] mentionnent que la communication non verbale prend progressivement le relais du langage et qu'il faut tenir compte de ces messages si l'on veut maintenir une bonne relation avec le résidant, ce qui favorise un climat propice à l'interaction.

Le malade remplace les mots par le langage corporel ainsi que par divers comportements parfois inusités pour se faire comprendre et exprimer ses besoins. Il est essentiel de lui montrer que l'on s'occupe de lui, quel que soit le niveau de sa démence. Même dans les dernières phases de la maladie, le patient demeure capable d'exprimer ses besoins par un mode de comportement[24].

Comprendre le ressenti de la personne âgée lors des activités de la vie quotidienne peut aider considérablement l'intervenant à établir une communication relationnelle et réaliser la tâche prévue avec efficacité, puisque ses actions seront mieux adaptées et plus adéquates lors des interventions[25].

---

22. D.N. Ripich *et al.*, « Alzheimer's disease caregivers : The focused program. A communication skills training program helps nursing assistants to give better care to patients with disease », *Geriatric Nursing*, 16 (1), 15-19, 1995.
23. M. Becue, « Faire face à la maladie d'Alzheimer : 1/6 – La communication », *Soins Gérontologie*, 38, 31-34, 2002.
24. J. Grisé, *Interprétation par l'intervenant de la communication non verbale de la personne âgée atteinte de démence de type Alzheimer lors d'une activité de la vie quotidienne*, Thèse de doctorat, Université du Québec à Trois-Rivières, 2007 ; J. Cohen-Mansfield *et al.*,« Dementia and Agitation in Nursing Home Residents : How are they related ? », *Psychology and Aging*, 5 (1), 3-8, 1990 ; H. Karbe *et al.*, « Profiles of language impairment in primary progressive aphasia », *Archives of Neurology*, 50 (2), 193-220, 1993 ; K.A. Bayles, « Language function in senile dementia », *Brain Language*, 16 (2), 265-280, 1982 ; Eustache, F., & Agniel, A. (1995). *Neuropsychologie clinique des démences : Évaluations et prises en charge*. Paris : Solal.
25. J. Grisé, *Impact d'une nouvelle méthode d'intervention sur la communication non verbale auprès de personnes âgées atteintes de déficits cognitifs*, Mémoire de maîtrise, Université de Sherbrooke, 1997.

L'évolution de la communication chez la personne atteinte de la maladie d'Alzheimer

LES DIFFICULTÉS DE COMMUNICATION ET LA MALADIE D'ALZHEIMER

Parmi les instruments d'évaluation des difficultés de communication reliées à la maladie d'Alzheimer, *l'échelle de détérioration globale* permet de cibler les problèmes d'expression verbale au cours de la maladie.

Revoyons l'évolution de la communication verbale aux différents stades établis par Reisberg *et al.*[1].

Stade 1

Il n'y a aucun problème en ce qui concerne la parole et la compréhension langagière chez la personne atteinte de la maladie d'Alzheimer.

Stade 2

L'individu oublie des mots qu'il utilisait auparavant, il y a une perte d'initiative dans la conversation et une réduction du débit vocal. La compréhension langagière est encore possible avec les proches.

1. Reisberg *et al.*, *op. cit.*

Stade 3

Le vocabulaire utilisé est limité et répétitif. L'individu a de la difficulté à choisir les mots justes et il présente des problèmes de syntaxe et de conception des phrases. La diminution de la mémoire et l'oubli de mots et de noms deviennent des perturbations évidentes pour les proches.

Stade 4

L'individu manifeste des difficultés d'évocation, il utilise plusieurs termes génériques et ses phrases sont difficiles à comprendre. L'emploi de paraphrases et la répétition des mots en fin de phrase causent une incompréhension langagière.

Stade 5

L'individu souffre de problèmes de langage graves telle la répétition d'un même mot. Il utilise des mots qui n'ont aucun sens ni lien phonétique. La compréhension langagière devient de plus en plus difficile.

Stade 6

La parole devient incompréhensible, le langage est très limité et incohérent. On en constate la diminution (mutisme, jargon sémantique).

Stade 7

Au début de ce stade, la parole se limite à une douzaine de mots et par la suite, à un seul. L'aphasie devient totale et l'individu subit une atteinte grave du langage (grognement). On observe la perte de la capacité à sourire et, finalement, celle de l'état de conscience.

Aux stades 6 et 7, les déficits de vocabulaire sont particulièrement présents. On constate une détérioration sévère du langage, qui se manifeste parfois par des cris, des grognements ou des phonèmes. L'habileté à concevoir des phrases complètes est inexistante. L'expression est restreinte et le vocabulaire est limité à quelques mots qui peuvent être des termes d'affirmation comme un *oui* ou de négation comme un *non*. La personne peut également répéter continuellement le même mot. La progression de la maladie finit même par entraver l'expression de ces quelques mots. Il arrive parfois qu'elle puisse articuler un mot qui était apparemment oublié.

Comme nous venons de le constater, la maladie d'Alzheimer entraîne chez la personne âgée de sévères problèmes de communication verbale. Les intervenants et les proches font face à d'importants défis pour dispenser l'aide appropriée lors des activités quotidiennes. Ils doivent faire appel à un autre type de communication pour comprendre les messages : ils doivent *apprendre à décoder la communication non verbale (CNV)*.

TABLEAU 3 – **DÉTÉRIORATION DE LA COMMUNICATION VERBALE**

Stade 1	Aucun problème de communication.
Stade 2	Oubli de mots, perte d'initiative de conversation, réduction du débit vocal.
Stade 3	Vocabulaire plus limité et répétitif.
Stade 4	Difficulté d'évocation, utilisation de termes génériques et de paraphrases et incompréhension langagière.
Stade 5	Palilalie et les mots utilisés n'ont ni sens ni lien phonétique.
Stade 6	Paroles incompréhensibles, langage limité et incohérent, mutisme et jargon sémantique.
Stade 7	Vocabulaire limité à quelques mots, cris, grognements et phonèmes.

LA COMMUNICATION NON VERBALE DE LA PERSONNE ÂGÉE ATTEINTE DE LA MALADIE D'ALZHEIMER À UN STADE AVANCÉ

La capacité à s'exprimer avec le langage diminue progressivement jusqu'à disparaître complètement. Toutefois, la communication non verbale, dont l'origine remonte à l'aube de l'humanité, demeure généralement intacte même si l'on en observe une diminution de fréquence. Conséquemment, la personne âgée qui ne peut plus s'exprimer verbalement peut quand même se faire comprendre grâce à ce moyen. Qu'est-ce que la CNV ? C'est un type de communication où les messages sont exprimés par l'entremise de pratiques non linguistiques telles que les gestes, les expressions du visage, le regard, les silences, le paralangage, l'apparence physique, le toucher, la posture, la distance, etc.

Au fur et à mesure que la maladie progresse, l'intervenant doit de plus en plus décoder la CNV, puisque le langage, en tant que mode de communication, devient de moins en moins efficace. Il est alors nécessaire de mettre à profit de nouveaux moyens de communication pour comprendre le malade.

Savoir bien interpréter la CNV de la personne âgée atteinte de la maladie d'Alzheimer présente des avantages essentiels pour assurer la qualité et l'efficacité de l'intervention puisqu'à partir de ces connaissances, il est possible de mieux la comprendre et d'adapter les activités selon ses besoins.

Afin de bien saisir comment le malade utilise la CNV pour s'exprimer, voyons des exemples de situations observées lors d'interactions vécues durant des activités quotidiennes.

Le toucher

Puisqu'il est difficile pour la personne atteinte de la maladie d'Alzheimer à un stade avancé de s'exprimer verbalement, il arrive qu'elle ait recours aux contacts physiques. Par exemple, elle touche votre main pour attirer votre attention, pour être guidée, pour obtenir du réconfort ou, simplement, pour manifester son accord ou son désaccord. Le désir d'échanger entraîne des contacts physiques selon la situation et l'individu. Ainsi, certains intervenants œuvrant dans des unités prothétiques (environnements adaptés, autonomes et contrôlés) rapportent des comportements particulièrement agressifs qui, d'après eux, expriment souvent un désaccord, une insatisfaction ou un malaise : pincer, frapper, tirer et s'accrocher à l'intervenant transmettent un message. Ces gestes doivent être analysés afin d'en **décoder la signification**. On peut être en présence d'une réaction attribuable à une souffrance physique ou psychologique. Puisque la personne éprouve de plus en plus de difficulté à se faire comprendre verbalement, les contacts physiques, plus particulièrement le toucher, peuvent être des moyens pour elle de s'exprimer. Le toucher peut alors être utilisé positivement ou négativement.

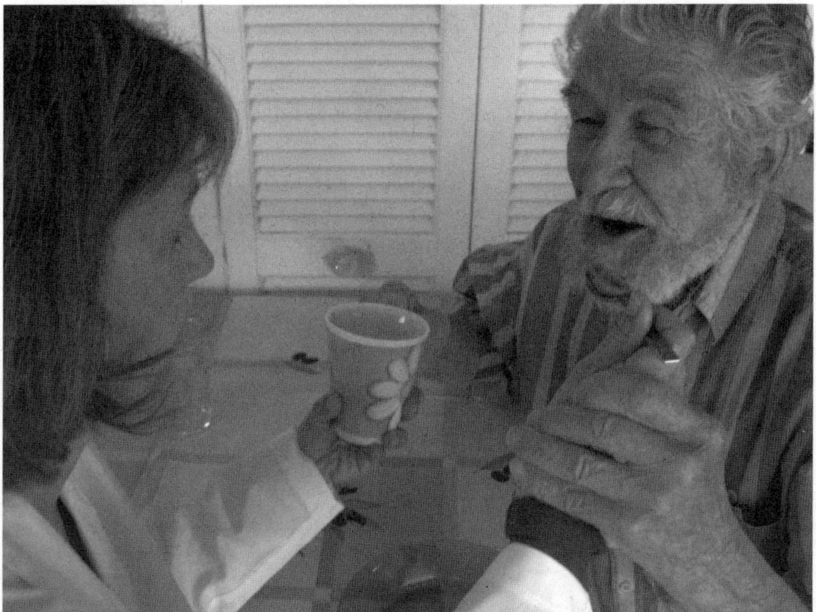

La personne âgée indique à l'intervenante ce qu'elle désire en lui touchant la main.

La distance

Observer la distance qui existe entre le malade et son entourage permet d'évaluer son désir ou non d'interaction. Par exemple, lorsque l'on remarque que le malade se rapproche physiquement d'un intervenant en particulier, cela signifie, en général, qu'il accepte d'interagir. Par contre, s'il s'éloigne ou s'il tourne la tête, il est probable que l'interaction n'est pas satisfaisante pour lui. Il est donc facile d'interpréter la signification d'un **rapprochement** et celle d'une **distanciation** ; cette connaissance facilite l'interaction avec cette population. Même si la réaction observée est ponctuelle, elle doit être respectée, d'autant plus que pendant toute l'évolution de la maladie et même en fin de vie, il est possible d'observer un rapprochement ou une distanciation, qui est ordinairement minime, mais combien important.

On propose généralement *quatre zones de distance* pour qualifier les relations entre les individus : *la première* est la *distance intime*, qui est celle des amoureux ; *la deuxième* est la *distance personnelle*, qui nous garde à l'abri d'autrui, c'est notre bulle ; *la troisième* est la *distance sociale*, qui a cours lors de rapports formels entre collègues de travail ; *la quatrième* est la *distance publique*, qui est de mise dans les endroits tels l'autobus, le métro, les files d'attente, etc. En ce qui a trait à l'interprétation et au choix de la zone de distance pratiquée par les malades, on remarque chez certains des changements qui ne respectent pas leurs habitudes culturelles. Ainsi, une personne qui, généralement, ne se rapprochait pas des gens, car elle considérait cela comme étant impoli, peut à un stade très avancé de sa maladie ne plus respecter cette convention et dépasser la zone de distance appropriée. Dans une telle situation, on constate une diminution des barrières en ce qui a trait à la distance à respecter entre les individus, et ce, indépendamment de l'éducation et de la culture de la personne.

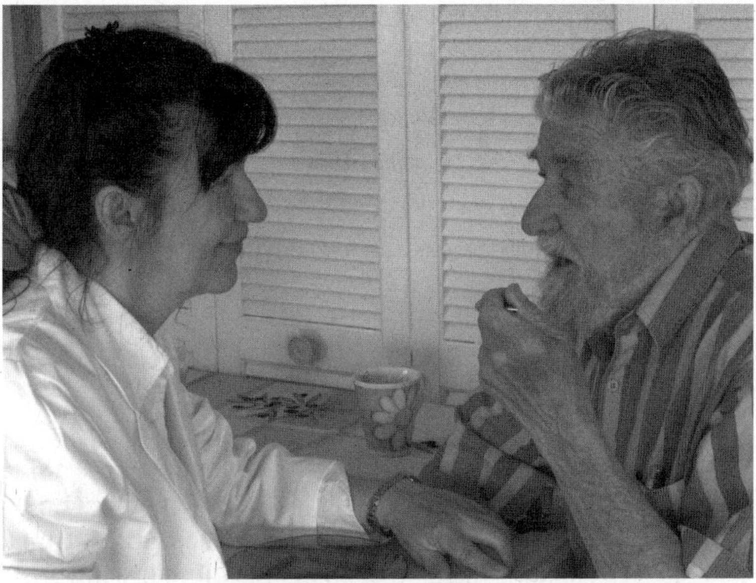

Distance personnelle.
Rapprochement de l'individu quand il est en accord avec l'intervention.

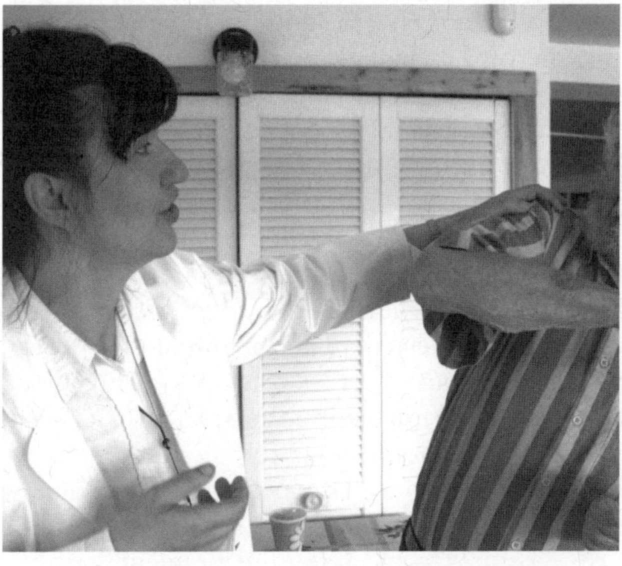

Distance personnelle.
Réaction de l'individu quand il refuse l'approche de l'intervenant.

Tableau 4 – La distance

Distance	Signification
Intime	Nous avons des rapports amoureux ou affectifs.
Personnelle	Nous sommes dans notre bulle.
Sociale	Nous avons des rapports formels entre collègues de travail.
Publique	Nous sommes dans un endroit public.

La posture

La posture d'une personne atteinte de la maladie d'Alzheimer nous renseigne sur sa condition. Chaque maintien reflète un état ou cache un secret. Il peut être l'écho de la condition médicale générale et véhiculer plusieurs valeurs personnelles ainsi que des conventions sociales. Observons cet aspect relationnel entre la personne malade et l'intervenant.

L'ouverture de soi envers l'autre peut se manifester par une inclinaison du corps du malade vers l'intervenant. Il est décontracté et dirigé vers l'interlocuteur, ce qui démontre une réceptivité ou une forme d'accord. Le malade peut aussi se redresser et se distancier en laissant tomber les épaules vers l'arrière, s'il est assis. S'il n'est pas en accord avec l'interaction ou le soin prodigué, il peut adopter une attitude rigide qui reflète le stress et l'anxiété vécus. Il peut aussi se replier sur lui-même, se recroqueviller. Sur la défensive, son maintien exprimera alors de la tension avec des gestes limités, fermés et saccadés. L'intervenant doit **reconnaître la posture utilisée** par le malade afin d'anticiper les réactions positives ou négatives en vue de préparer une intervention adéquate. Mieux saisir la portée de la posture dans différentes situations permet d'identifier la satisfaction durant l'interaction. Une posture décontractée peut aussi être un signe d'indifférence, d'abandon ou d'acceptation et, en général, une posture tendue démontre rarement une attitude positive, elle reflète plutôt la résistance. Quand la personne adopte une posture d'ouverture, elle se penche vers l'intervenant, les bras décroisés et la tête légèrement avancée vers l'avant pour mieux participer à l'interaction. Ces mouvements démontrent de la réceptivité et de l'intérêt. Les épaules tombantes et l'inclinaison du corps ou de la tête vers l'arrière envoient, au contraire, des messages d'insatisfaction.

Les postures et leurs variantes doivent être identifiées dans divers contextes : façon de s'assoir, de se tenir debout et de marcher lors des activités de la vie quotidienne ou de situations particulières et répétitives. On doit tout analyser de la posture et porter attention aux moindres détails : maintien relâché, épaules tombantes ou affaissées, jambes et bras croisés, tête bien droite ou penchée, etc. On doit être à l'affut de tous les petits changements qui trahissent la façon dont la personne se sent intérieurement.

Spontanément, par choix ou par habitude, la personne âgée atteinte de la maladie d'Alzheimer adopte selon les situations une posture plutôt qu'une autre. Pourquoi ? Simplement parce qu'elle exprime son état intérieur. Les postures et leurs variantes adoptées en cours d'intervention donnent à l'intervenant la possibilité de mieux identifier les effets de certaines expériences et elles contribuent également à une meilleure connaissance de la personne en prévision de ses réactions dans le déroulement d'activités subséquentes.

Finalement, le malade qui adopte les postures ou qui imite le maintien de l'intervenant lors de l'interaction confirme son accord.

TABLEAU 5 – TYPES DE POSTURES

Situations	Plutôt positives	Plutôt négatives
Inclinaison du corps vers l'intervenant	X	
Inclinaison du corps vers l'arrière s'éloignant de l'intervenant		X
Posture contractée (rigidité, mouvements saccadés)		X
Posture décontractée (à l'aise dans ses mouvements)	X	
Posture recroquevillée (personne repliée sur elle-même, bras croisés, jambes croisées, tête vers le bas)		X

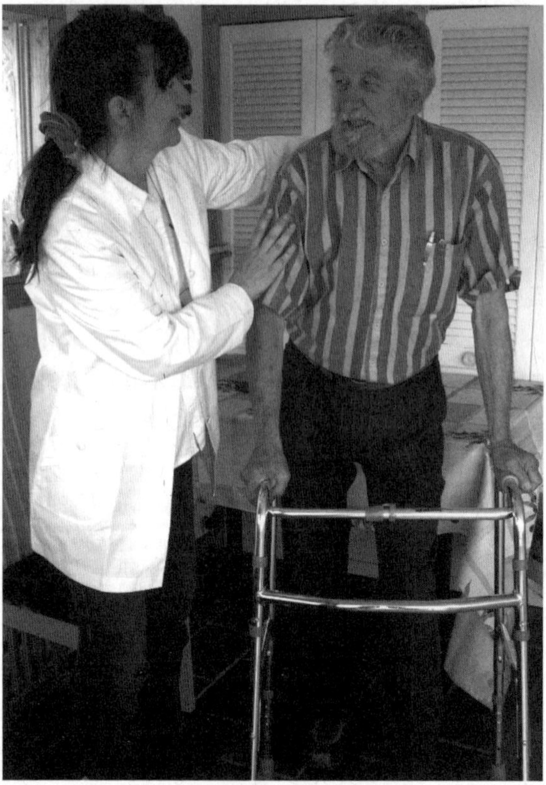

La personne adopte cette posture
lorsqu'elle accepte l'aide de l'intervenante.

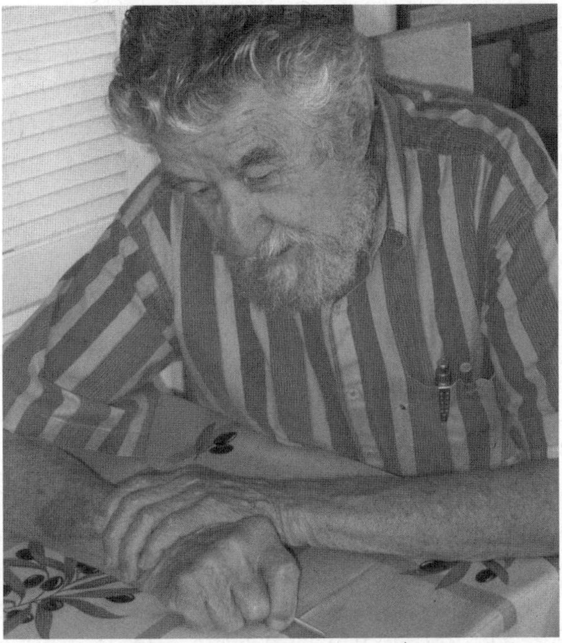

La personne adopte cette posture
lorsqu'elle communique de l'ennui.

Les gestes

Les gestes en disent long sur la confiance, le doute ou la soumission envers l'intervenant. Ils sont redoutablement explicites. Ceux de la vie courante servant à se faire comprendre sont simples et faits volontairement. Cependant, il existe toute une gamme de gestuelles qui sont utilisées inconsciemment, indépendamment de la volonté, et qui révèlent la personnalité de l'individu ainsi que ses intentions. Certains gestes liés au confort physique ou à la santé sont innés : éternuer, tousser, se gratter, se frotter l'œil, etc. La gestuelle et plus particulièrement les mouvements des mains qui accompagnent les paroles sont dans divers cas des substituts de la parole devenue difficile.

La gestuelle de la personne atteinte de la maladie d'Alzheimer à un stade avancé est présente et peu différente de la nôtre, bien qu'elle devienne moins apparente avec le temps, c'est-à-dire que plus la maladie évolue, plus les gestes sont limités en fréquence et en amplitude. La personne est moins spontanée et démonstrative, mais elle utilise quand même une gestuelle significative. Elle peut, par exemple, démontrer une attitude hostile qui incitera l'intervenant à la prudence et parfois à l'éloignement. Une personne qui essaie de se faire comprendre peut faire appel à toutes sortes de gestuelles.

Comment comprendre ce qui est souvent décousu ? Certains intervenants rapportent à l'occasion une gestuelle difficile à expliquer et à justifier, mais qui est répétée dans des circonstances similaires. Dans une situation précise, la gestuelle de la personne âgée est constante. Par exemple, lorsqu'elle n'est pas d'accord avec le soin offert, elle peut repousser l'intervenant d'un geste de la main pour exprimer son refus. Si cela se produit continuellement lors de situations similaires, il est possible que ce mouvement soit significatif.

Certains intervenants rapportent parfois une gestuelle agressive de la part de la personne malade, une gestuelle inexpliquée, sans cause ni motivation apparente, selon eux. L'effet de certains médicaments, un changement de routine, d'intervenant ou d'humeur, un trouble de la personnalité, un problème de santé mentale ou l'impact de la maladie sur l'individu peuvent engendrer des comportements agressifs. Ce qui importe, c'est de **décoder le sens de la gestuelle** comme étant une manifestation positive ou négative, selon la situation. Montrer le poing, pointer du doigt, essayer de frapper avec les mains ou les pieds peuvent être des moyens de s'exprimer et ces comportements doivent être interprétés de la même façon par tous les intervenants pour un malade donné. Seul le partage des observations peut conduire à une communication véritable avec la personne malade.

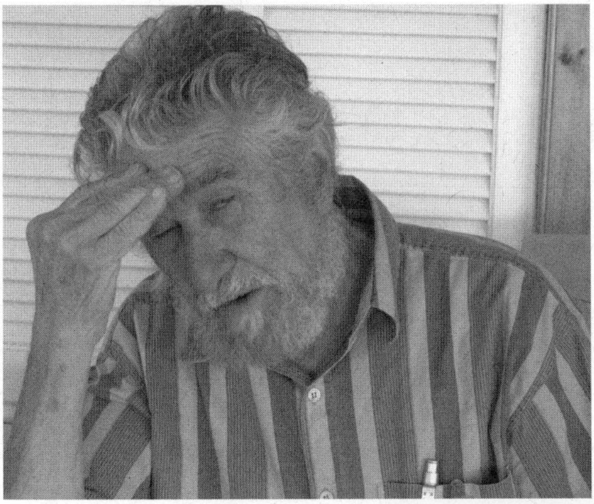

La personne adopte cette gestuelle pour communiquer sa douleur (mal de tête).

La personne adopte cette gestuelle pour communiquer un refus.

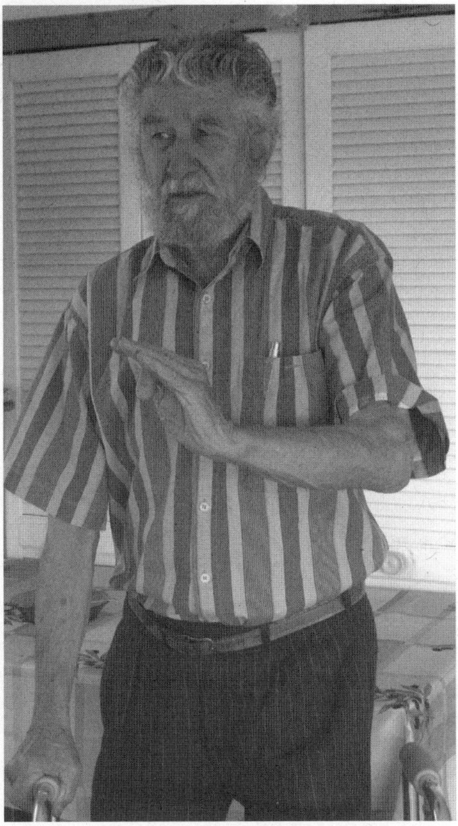

La personne adopte cette gestuelle pour communiquer son agressivité.

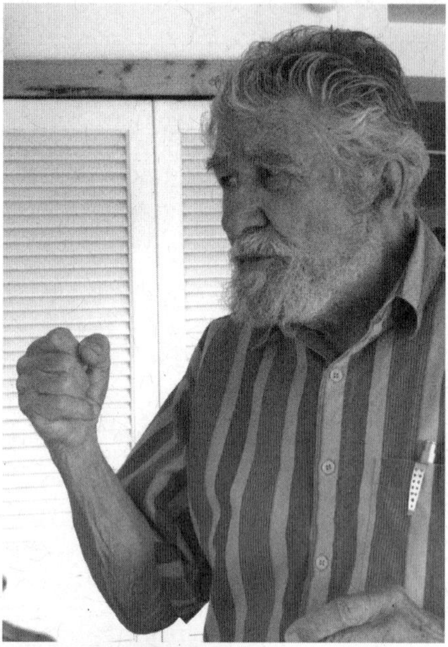

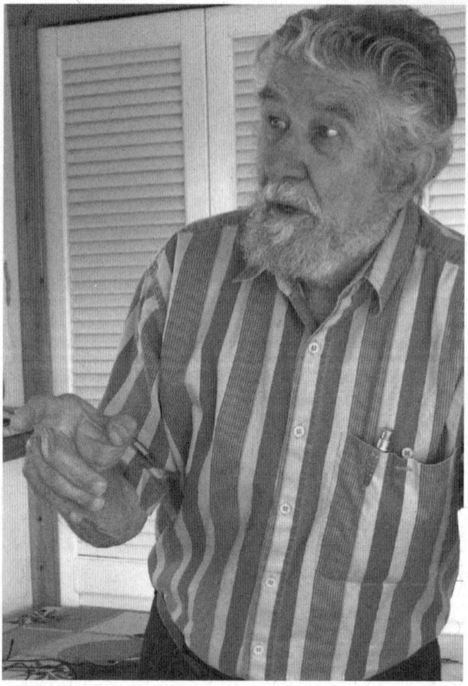

La personne adopte cette gestuelle pour identifier une situation.

L'expression du visage

Il est possible de lire la joie, la tristesse, la colère, le dégoût et la peur sur le visage des personnes atteintes de la maladie d'Alzheimer à un stade moins avancé. Ekman, psychologue américain et chercheur à l'Université de Californie à San Francisco, a démontré avec ses recherches l'universalité des expressions faciales. Il a présenté des photographies évoquant *six émotions fondamentales* à des groupes d'âges, de cultures, de pays et de genres différents. Les résultats de ses expériences ont démontré un taux de reconnaissance de ces émotions particulièrement élevé. Selon lui, les expressions du visage reflètent les émotions et la personnalité. Certaines peuvent même, si manifestées souvent par un individu, marquer le visage. Par exemple, les rides transversales sur le front qui reflètent une personnalité inquiète.

Pour une population atteinte de la maladie d'Alzheimer à un stade avancé, les expressions faciales agissent en appui à l'expression du regard, c'est-à-dire qu'elles servent parfois à renforcer le message exprimé par les yeux. La congruence entre les expressions faciales et les mouvements des yeux est donc possible et très significative lors du décodage de la CNV des résidants par les intervenants.

La CNV n'est pas toujours le reflet d'un état émotif, elle peut aussi exprimer autre chose. Un froncement des sourcils n'est pas toujours relié à une émotion de colère ; il peut vouloir démontrer de l'incompréhension ou de la souffrance, par exemple. Un sourire peut être un signe de rapprochement social ou d'approbation et ne pas être relié à l'état émotif de joie. Bien sûr, le contexte influence l'interprétation de la CNV, mais connaître les réactions du résidant dans différentes situations aide à mieux l'interpréter. Observer un sourire lors de la visite d'un proche suppose que ce contexte favorise une réaction de joie. Mais il faut aussi reconnaître que certaines personnes pleurent de joie lors d'une telle visite, ce qui suppose que chaque individu réagit différemment et que l'intervenant gagne à connaître les réactions qui lui sont propres en toutes circonstances. Selon les intervenants, la joie ne s'exprime pas de la même manière chez tous, elle peut même transparaître seulement dans le regard, sans aucun sourire[2].

Plusieurs recherches[3] ont permis de démontrer les difficultés que rencontre le personnel soignant dans l'interprétation de la CNV des personnes âgées atteintes de la maladie d'Alzheimer. Identifier correctement sa signification est très complexe, car elle dépend de différents éléments. Pour l'intervenant, elle n'est pas toujours facile à décoder mais il est possible pour lui d'y arriver avec le temps, et ce, malgré l'évolution de la maladie[4].

---

2. Grisé, 2007, *op. cit.;*
3. L. Jansson *et al.*, « Interpreting facial expressions in patients in the terminal stage of the Alzheimer disease », *Omega*, 2 (4), 309-324, 1992-1993.
   K. Asplund *et al.*, « Facial expressions in severely demented patients – A stimulus – Reponse study of four patients with dementia of the Alzheimer type », *International Journal of Geriatry*, 6, 599-606, 1991.
   K. Asplund *et al.*, « Facial expressions of patients with dementia : A comparaison of two methods of interpretation », *International Psychogeriatrics*, 7 (4), 527-534, 1995.
   N. Mace, « A new method for studying the patient's experience of care », *American Journal of Alzheimer's Care*, 4 (5), 4-6, 1989.
   B. Duncan, *Aging in Place with Dignity*, Westport (CT), Praeger, 1993.
   M.P. Lawton *et al.*, « Observed affect in nursing home residents with Alzheimer's disease », *Journal of Gerontology : Psychological Sciences*, 51 B (1), 3-14, 1996.
4. Grisé, 2007, *op. cit.*

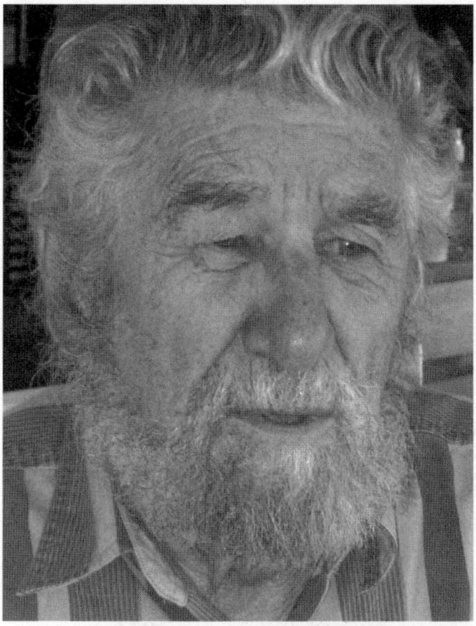

La personne communique le dégoût par cette expression faciale.

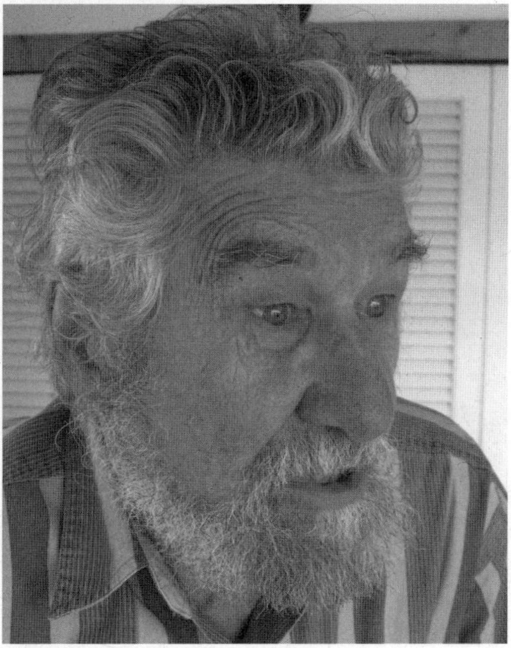

La personne communique la surprise par cette expression faciale.

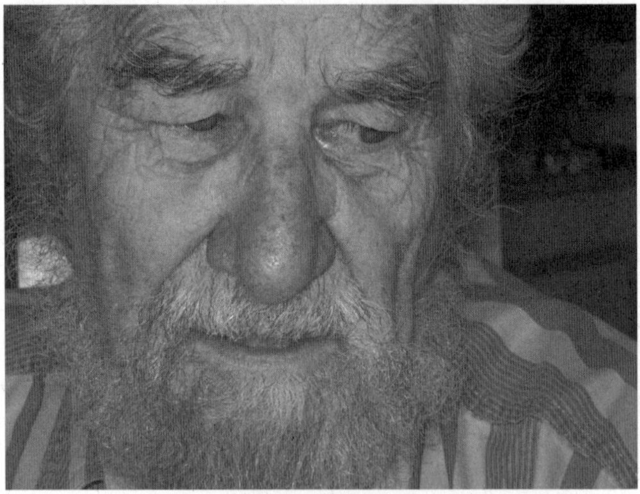

La personne communique sa tristesse
par cette expression faciale.

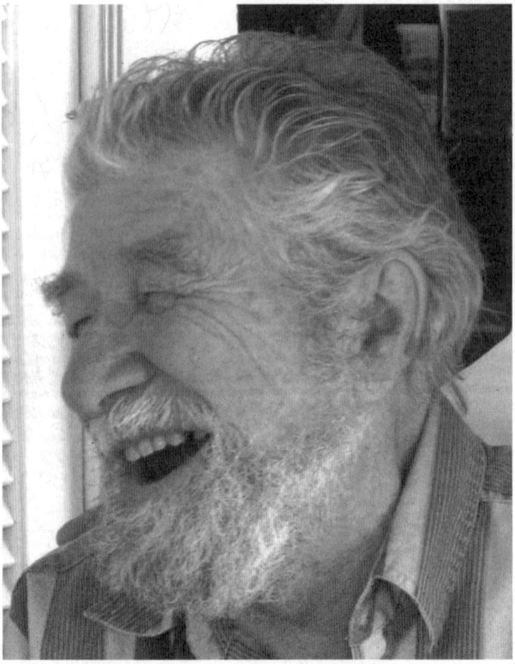

La personne communique sa joie
par cette expression faciale.

L'expression du regard

Le regard à lui seul peut exprimer toute la gamme des émotions et des sentiments : la tendresse, l'admiration, la menace, la complicité, l'hostilité, l'étonnement, la répugnance, etc. Tout se lit dans les yeux. Rencontrer le regard de l'autre est habituellement un signe de connivence, tandis que le fuir indique généralement le désir d'éviter les contacts[5].

Les yeux sont le plus important système de transmission de messages non verbaux et chaque culture présente des règles qui lui sont propres. Dans la culture occidentale, on exprime généralement de l'intérêt envers l'autre lorsqu'on le fixe du regard, mais l'interprétation de ce geste peut être fort différente dans d'autres cultures. Ainsi, dans la culture nippone, cela est un manque de respect[6].

Il est possible d'attribuer plusieurs significations au regard de l'autre. Par exemple : une demande de rétroaction ; l'ouverture du canal de communication ; une relation positive ou négative ; la distance qui sépare de l'autre. La dilatation des pupilles est perçue comme étant une réaction positive et la contraction, telle une réaction négative, selon les situations[7].

Le regard varie selon l'intensité de l'émotion ressentie et les messages transmis par les yeux varient en fonction de la direction, de la durée et de la qualité du regard. Le regard a toujours été investi d'un pouvoir particulier, un pouvoir d'action sur autrui. Un regard peut lancer des flèches ou caresser[8].

L'expression et les mouvements des yeux sont parmi les indices les plus importants pour décoder les messages exprimés par les humains.

---

5. R.B. Adler *et al.*, *Interplay : The Process of Interpersonal Communication*, 4e éd. New York : Holt, Rinehart and Winston, 1996.
6. E.H. Hess, *The Tell-Tale Eye*, New York : Van Nostrand Reinold, 1975 ; E. Marshall, *Eye Language : Understanding the Eloquent Eye*, New York : New Trend, 1983.
7. Hess, 1975, *op. cit.*
8: M. Argyle, *Bodily Communication*, 2e éd., New York : Methuen & Co., 1988.

Lorsque les intervenants parviennent à décoder les différents regards des malades, ils affirment alors être en mesure de « sentir » (percevoir) si leurs interventions sont adéquates. Ils extraient de l'information de l'expression des yeux des malades et ils décodent les messages pour ensuite mieux orienter leurs interventions.

Afin de s'assurer de la réceptivité de la personne âgée malade, l'intervenant cherche à capter son attention par le contact des yeux, lequel ne doit pas être perturbé ni interrompu, sinon l'intervenant risque d'échouer dans sa quête. C'est pourquoi il est important de maintenir le contact visuel avec un seul individu à la fois. En général, les intervenants interprètent son absence comme une caractéristique propre à la maladie, ce qui influencerait négativement l'interaction et la qualité de l'activité en cours. Toutefois, il faut aussi tenir compte des effets secondaires des médicaments qui peuvent également influencer le contact visuel. Ainsi, il arrive que le résidant ferme les yeux durant une activité.

La douleur, la tristesse, la joie, la peur, la colère, le bien-être physique et psychologique ainsi que les contacts sociaux peuvent également être perçus dans le contact visuel avec la personne. Certains intervenants affirment savoir si un résidant les reconnaît à partir de l'expression de leurs yeux. Selon eux, chaque personne âgée atteinte de la maladie d'Alzheimer à un stade avancé présente une expression des yeux qui lui est propre. Par exemple, une personne peut avoir les yeux larmoyants quand elle souffre tandis qu'une autre les aura rétrécis ou crispés.

L'intervenant a besoin que le résidant le regarde durant une intervention, car ce regard est un élément déterminant qui le guide dans ses actions. Il cherche à capter l'attention de la personne en lui demandant, entre autres, de le regarder. Pour arriver à se faire comprendre, il tente d'établir un contact visuel. L'absence d'un tel contact signifie que le résidant ne veut pas d'interaction ou s'explique par les symptômes de la maladie. Le regard peut aussi communiquer à l'intervenant l'état de conscience de la personne âgée.

Le *tableau 6* présente la signification des différentes expressions des yeux telle que mentionnée par les intervenants lors de l'évaluation de l'activité repas[9].

TABLEAU 6 – **EXPRESSIONS PROVENANT DE LA COMMUNICATION VISUELLE LORS D'UNE ACTIVITÉ DE LA VIE QUOTIDIENNE (LE REPAS)**

Expressions (indices)	Signification possible
Yeux fixes	Intérêt, attention, concentration.
Yeux larmoyants	Douleur, tristesse, peur.
Yeux fermés	Refus, dégoût, non-collaboration, retrait (dans son monde intérieur).
Yeux expressifs	Joie, colère, tristesse, dégoût, surprise, peur.
Yeux mobiles	Nervosité, fébrilité, anxiété, impatience, insécurité, refus.
Yeux changeants	Réaction à l'intervention, à l'intervenant, à la nourriture.
Yeux plissés	Fatigue, souffrance, difficulté visuelle.
Yeux froncés	Colère, souffrance, effort pour accomplir l'activité.
Yeux somnolents	Effets secondaires des médicaments, fatigue, manque d'intérêt.
Yeux agrandis	Surprise, colère, désire arrêter l'activité.
Yeux ouverts	Intérêt, collaboration.
Yeux dirigés	Intérêt, attention, concentration.
Yeux neutres	Mauvaise humeur.
Yeux agités	Démontre la faim ou un besoin.

Source : Grisé, J. (2007).

Il arrive que l'intervenant se base sur le fait que le regard du résidant est dirigé et fixe pour comprendre ce qui l'intéresse. Lorsqu'il est posé sur quelqu'un ou sur quelque chose, c'est que ce

9. Grisé, 2007, *op. cit.*

quelqu'un ou ce quelque chose est significatif pour lui ; l'intervenant doit alors tenir compte de cela.

Chaque modification de l'expression des yeux est un message que l'intervenant doit décoder selon le contexte et en référence au temps, puisque la maladie évolue et que la communication non verbale changera en fonction de l'état du malade. En fait, le temps est un élément essentiel à l'interprétation de la CNV. Il est impossible de décoder adéquatement celle des personnes âgées atteintes de la maladie à un stade avancée sans connaître d'abord la signification des indices propres à chacune. Ceux-ci s'interprètent correctement après de longues périodes d'observation. Le personnel de remplacement ou occasionnel devrait idéalement être jumelé ou faire équipe avec un intervenant permanent pour prendre connaissance de la CNV du malade alors que lui seraient expliqués les différents comportements observables.

La CNV passe d'abord par les yeux lors des activités de la vie quotidienne et le regard de l'intervenant influence l'expression de ceux du résidant ; le regard est donc un des éléments les plus importants durant une interaction.

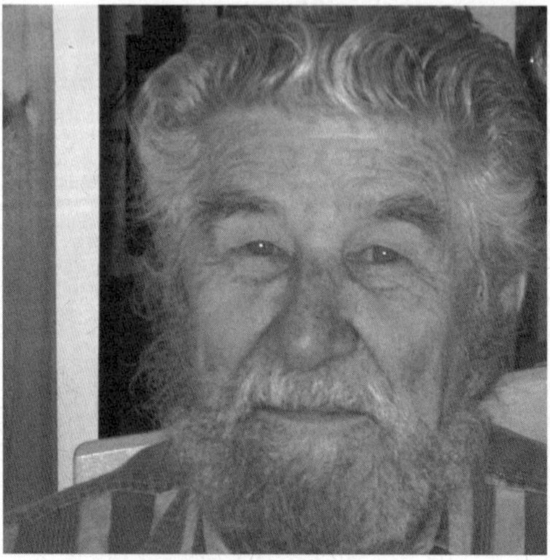

Un regard de satisfaction.

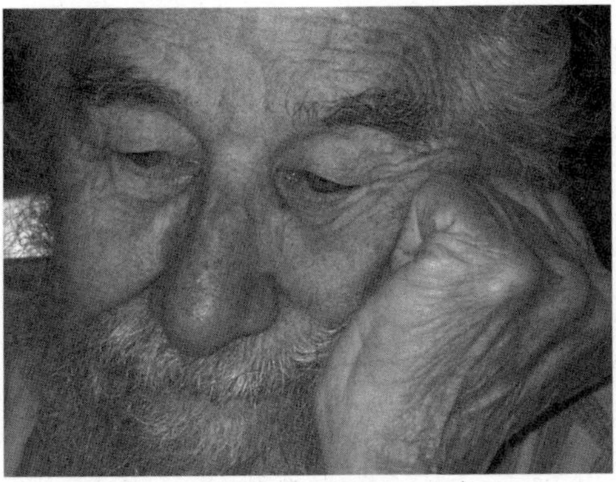

Un regard songeur.

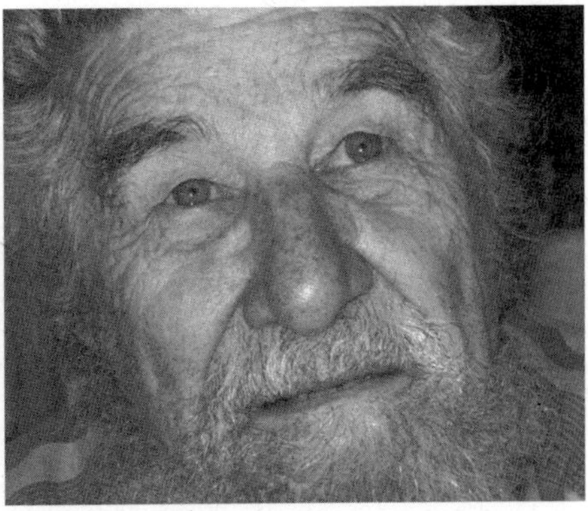

Un regard qui démontre de l'intérêt.

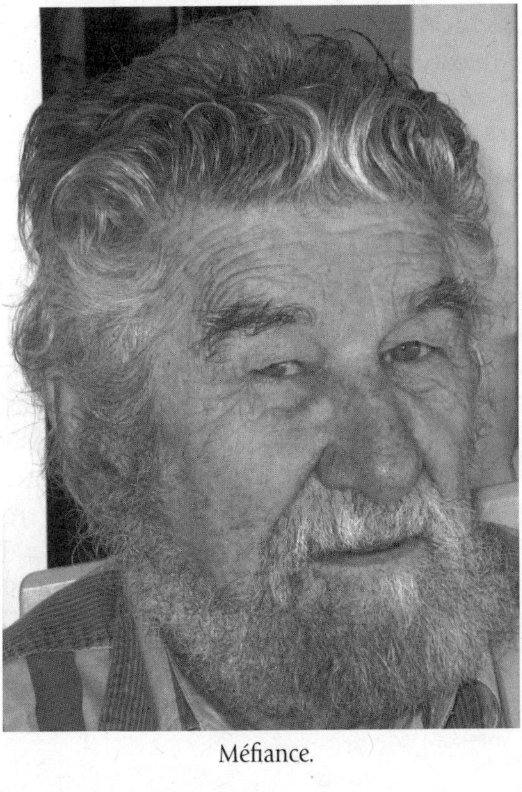

Méfiance.

Le paralangage

Le *paralangage* désigne les moyens non linguistiques d'expression vocale tels le débit, le ton, la hauteur de la voix, le silence, etc., qui peuvent donner à un même mot ou à un groupe de mots plusieurs significations. La voix peut communiquer des messages de multiples façons ; la longueur des pauses et leur nombre, les ruptures, le bégaiement, l'emploi d'interjections, d'hésitation et d'incrédulité (*hum, heu, euh, etc.*) peuvent les renforcer ou les contredire. Par exemple, quelqu'un qui hurle *je ne suis pas du tout en colère* démontre le manque de crédibilité de son message. Les modifications vocales qui contredisent le sens des mots utilisés sont davantage retenues que le contenu littéral du message. L'influence et l'impact des signaux paralinguistiques sont élevés. Il est possible d'identifier la gêne, l'hésitation, le manque de confiance, le stress et la peur à partir du paralangage d'une personne, et ce, même si les mots sont contradictoires. Inconsciemment, nous portons davantage attention au paralangage qu'à la signification première des mots. Par exemple, notre impression envers l'autre est négative lorsque le timbre de sa voix est désagréable, et ce, même si le discours est plaisant.

Une personne atteinte de la maladie d'Alzheimer à un stade avancé peut révéler son insatisfaction par le timbre de sa voix. Elle peut en être réduite à crier ses besoins ou ses insatisfactions, à marmonner ou à gémir pour annoncer sa douleur à son entourage. Il est aussi possible d'interpréter ses cris comme étant une manifestation de peur, d'insatisfaction, d'anxiété, de tristesse, d'ennui ou d'agressivité. Les décoder demande le développement d'un répertoire qui lui est propre. Le marmonnement, le débit de la voix et les divers sons émis peuvent être interprétés et associés à différentes causes. La personne âgée incapable de s'exprimer verbalement a souvent recours au paralangage.

La méthode Grisé : modalité d'interprétation de la communication non verbale de la personne atteinte de la maladie d'Alzheimer à un stade avancé

Tel qu'il a été mentionné aux chapitres précédents, l'évolution de la maladie d'Alzheimer entraîne chez les individus des difficultés d'expression verbale. Leur langage se dégrade et devient progressivement incompréhensible, ce qui entrave leurs interactions, jusqu'à les rendre impossibles. Il est donc nécessaire de décoder leur CNV pour comprendre leurs messages. La méthode Grisé est une modalité d'interprétation qui a été développée pour faciliter et améliorer la communication entre les intervenants et les personnes âgées atteintes de la maladie d'Alzheimer à un stade avancée.

Avant d'aborder cette méthode, nous allons traiter de l'origine de la communication non verbale afin d'en mieux reconnaître les différents types et les interpréter.

IDENTIFIER LA COMMUNICATION NON VERBALE PHYSIOLOGIQUE, PSYCHOLOGIQUE ET SOCIALE

Les intervenants qui travaillent auprès des personnes gravement atteintes se posent souvent des questions telles que: «*Quelle est l'origine des cris émis par la personne âgée lorsque j'essaie de l'aider à se déplacer? Quelle est l'origine de ce comportement agressif lorsque je veux aider la personne à s'alimenter?*»

Comprendre d'où provient la CNV du malade permet de mieux identifier et analyser le comportement observé et de saisir vers quel domaine l'attention doit être dirigée afin de bien discerner ce que le malade exprime. Est-ce que le comportement observé relève du domaine psychologique, social ou physiologique?

Par exemple, il est possible qu'un cri soit relié à de la douleur ou à de la peur; donc, son origine est physiologique ou psychologique. Une telle identification oriente l'intervention et les soins offerts à la personne. Ainsi, lorsque l'on sait pertinemment que le cri provient de la peur causée par une hallucination, l'intervention est plus efficace.

Des chercheurs[1] ont étudié les contenus psychologique, physiologique et social de la CNV de personnes atteintes de la maladie d'Alzheimer. Ils en ont analysé plusieurs manifestations comme la respiration, la voix, les postures, l'agitation, les mouvements du corps, les expressions faciales, etc. Ces manifestations, qui sont propres à chaque individu, deviennent des indices utiles de son état lors des activités quotidiennes, ce qui permet à l'intervenant de choisir et d'adapter son intervention à ses conditions physiques ainsi qu'à ses besoins.

Comment fait-on pour bien décoder la CNV? De quelle façon peut-on interpréter ce type de communication? Peut-on distinguer une CNV d'origine physiologique, telle la douleur, d'origine

---

1. A.C. Hurley *et al.*, «Assessment of discomfort in advanced Alzheimer patients», *Research in Nursing and Health*, 15, 369-377, 1992.

psychologique, ou la colère ? Est-il possible d'interpréter un comportement non verbal social, tels le sourire ou une habitude sociale, sans les confondre avec un sentiment ? Sur quoi peut-on se baser pour valider sa perception ? L'application d'un processus d'interprétation est indispensable pour bien décoder la CNV.

Il est essentiel de prendre le temps nécessaire pour maîtriser chacune des étapes de la modalité d'interprétation qui sont détaillées dans la méthode Grisé.

INTERPRÉTER LA COMMUNICATION NON VERBALE

La modalité d'interprétation présentée ici est une méthode qui facilite le décodage de la CNV. Voici les *cinq étapes* de sa réalisation.

1. Percevoir la communication non verbale.
2. Avoir une connaissance de la personne.
3. Avoir la capacité de différencier l'origine de la CNV (capacité d'analyse).
4. Établir le lien entre l'intervention et la réaction.
5. Valider ses perceptions.

Première étape : Percevoir la communication non verbale

La première étape à réaliser pour interpréter la CNV est celle de la perception. Étant donné que l'amplitude et la fréquence de la manifestation des indices diminuent avec la progression de la maladie, l'intervenant doit avoir un sens de l'observation aiguisé. Il doit aussi faire preuve d'écoute et de patience, qualités très recherchées chez ceux qui travaillent auprès des malades. Étudier le comportement de la personne atteinte de la maladie d'Alzheimer doit devenir une seconde nature. Il peut être difficile de différencier l'origine de la communication : soit physiologique, soit psychologique, soit sociale. Plus l'intervenant expérimente et pratique l'observation auprès de cette clientèle, plus il améliorera son aptitude. La CNV est observable jusqu'à la mort de l'interlocuteur et il est important de continuer à la décoder puisque même en fin de vie, la personne exprime des besoins particuliers que l'intervenant doit combler.

Deuxième étape : Avoir une connaissance de la personne

Bien connaître la personne est pour les intervenants un moyen de favoriser et de faciliter l'interaction. Il leur faut disposer d'un minimum de données et, idéalement, d'un grand nombre d'informations à son sujet avant d'interpréter efficacement un comportement observé. Pour un nouvel intervenant, trois à quatre mois passés auprès d'une personne malade est la période de temps généralement requise pour pouvoir bien décoder sa CNV.

Il doit se renseigner sur l'état de santé de la personne, sur ses antécédents familiaux, sur sa vie, sur ses particularités tels sa personnalité, ses changements d'humeur, ses capacités sensorielles, ses goûts et ses habitudes alimentaires, ses réactions aux divers stimuli reliés à l'environnement et à l'ambiance et devant les intervenants de cultures différentes, ses affinités avec le personnel soignant et ses dernières expériences. Ces facteurs aident à mieux interpréter la CNV, donc à mieux comprendre les réactions lors des diverses activités. Les rencontres d'équipe entre intervenants sont essentielles pour obtenir et partager l'information et ainsi augmenter la quantité et la qualité des renseignements. Elles donnent également l'occasion de valider avec les autres membres la compréhension des changements observés qui peuvent être reliés à l'évolution de la maladie, à des modifications environnementales ou dans les relations interpersonnelles. Il est important que l'intervenant possède de l'information exacte afin d'éviter de créer ou d'amplifier des problèmes lors de son intervention. Par exemple, le fait de savoir qu'une personne âgée pleure quand elle a faim est indispensable à l'interprétation de sa CNV. Connaître les caractéristiques propres à chaque individu lors des différentes activités et chercher à comprendre les raisons de certains comportements aident aussi à mieux interpréter la CNV.

Troisième étape : Avoir la capacité de différencier les origines de la CNV (capacité d'analyse)

Identifier l'origine d'une CNV augmente la portée de l'analyse du comportement observé. Les intervenants doivent donc développer les habiletés nécessaires pour différencier les communications d'origines physiologique, psychologique ou sociale. Par exemple, quand un individu souffre d'une douleur physique, l'intervenant peut observer qu'il frotte un endroit en particulier et en conclure qu'il y a mal. Quand il y a une perte de poids, il est possible d'en conclure que c'est une manifestation physiologique reliée dans certains cas à un problème de santé. L'intervenant doit également distinguer une communication psychologique d'une communication sociale ; la personnalité et l'humeur de la personne sont d'origine psychologique et elles doivent être distinguées d'un besoin d'entrer en relation avec l'entourage, ce qui est un besoin d'origine sociale. Notons ici que le contexte dans lequel l'intervenant réalise ses observations est un élément qui influe l'interprétation de la CNV. Différencier l'origine de la CNV permet donc de mieux diriger le regard et d'investiguer davantage dans un domaine précis afin de déterminer la cause du phénomène observé.

Établir le lien entre l'intervention et la réaction

Il est nécessaire d'établir un lien entre le comportement des intervenants et les réactions de la personne, puisque la relation de confiance que celle-ci développera dépendra de la qualité de l'intervention, de laquelle on doit comprendre l'impact. Être capable de faire des liens entre l'intervention et les réactions de la personne âgée atteinte de la maladie d'Alzheimer est une étape essentielle. Si l'impact de l'intervention n'est pas considéré, il est alors possible de mal interpréter la CNV et de ne pas être capable de valider l'interprétation par la suite. Le type d'intervention choisi affecte le malade. L'intervenant doit prendre conscience de ses effets et il doit être en mesure d'en évaluer et d'en interpréter l'impact sur la personne ainsi que de la mémoriser dans le but de l'utiliser ou de l'éviter subséquemment.

En lien avec la prise de conscience de l'impact de l'intervention sur le comportement de l'individu, il est souhaité de choisir et d'adopter des attitudes adéquates. Une intervention appropriée nécessite une approche adaptée, ce qui facilitera l'interaction et entraînera des répercussions directes et positives sur le déroulement de l'activité à accomplir. Voici les attitudes et comportements recommandés pour faciliter une intervention :

Avoir de l'expérience avec cette clientèle, être soi-même, être créatif, doux, à l'écoute, efficace, vigilant, innovateur, présent, calme sont des caractéristiques importantes. Il ne faut surtout pas se culpabiliser si l'interaction ne donne pas les résultats escomptés. Être au courant des réactions du malade, *vouloir le comprendre et être empathique* influencent l'interaction. Il faut se donner le temps nécessaire pour bien le connaître et pour établir une relation de confiance qui facilitera l'intervention et suscitera des réactions positives de sa part. *Prendre le temps nécessaire* pour accomplir une activité influence considérablement la qualité de l'intervention et sa durée peut même agir significativement sur les réactions de la personne. *Lui démontrer de l'intérêt* aura un effet à la fois sur la qualité de l'intervention et sur le maintien des relations avec sa famille. Il est souhaitable de communiquer son intérêt envers la personne et sa famille, ce qui aura comme résultat d'accroître le niveau de confiance envers l'intervenant lors des interventions. *Donner l'exemple* peut également inciter la personne à imiter l'intervenant. Par exemple, ouvrir la bouche lors du repas peut faciliter le déroulement de l'activité. Une approche assurée et produisant l'effet escompté *développe la confiance* et a des répercussions sur la qualité de la relation entre l'intervenant et le malade. Le succès de l'intervention est également très lié aux réactions de la personne. *Les observer* et adapter son approche en conséquence est un élément de succès. *Le respect* est aussi un comportement qui favorise une bonne intervention. Respecter les goûts, les habitudes, les refus et les besoins fait partie intégrante des attitudes adéquates à adopter. Tenir compte des signes précurseurs d'une réaction négative ou positive est de mise et permet de prévenir des réactions non souhaitées. *La position physique* de l'intervenant est importante lors d'une activité. Se placer face au malade est un moyen efficace d'éviter les surprises qui provoquent des sursauts, ce qui aide à accomplir la tâche. Des problèmes de vision ou de perception expliqueraient de telles réactions secondaires chez certains résidants et on doit en tenir compte. *Le toucher* est une autre approche qui favorise l'interaction et facilite l'intervention. Mais il n'est pas conseillé de toucher toutes les personnes âgées, puisque cette pratique peut provoquer chez certaines de l'agressivité ou du stress. Pour l'intervenant, *obtenir la collaboration* de la personne âgée est idéal. On sait que lorsque celle-ci le regarde, il est plus facile de mener à bien une tâche. Toutefois, le manque d'attention est malheureusement une attitude fréquemment observée chez cette clientèle, puisqu'elle fait partie des conséquences de la maladie. *Être attentif* et *concentré* lors de l'intervention s'avère nécessaire. Intervenir avec un seul résidant à la fois est essentiel si l'on veut garder l'attention du malade. *Tenir compte des problèmes* sensoriels, du confort, des capacités de s'alimenter et de la mémoire émotive (mémoire des événements suscitant des émotions) du résidant est la clé d'une bonne approche auprès de cette clientèle. *Être sensible* ou à l'affut des effets secondaires des médicaments est une capacité à développer. À titre d'exemple, dans certains cas, la somnolence observée ne résulte pas d'un manque d'intérêt du malade envers l'intervenant, mais elle est plutôt attribuable aux effets secondaires d'un ou de plusieurs médicaments. *Tenir compte du potentiel résiduel* est un élément qui est trop souvent négligé chez la personne atteinte de la maladie d'Alzheimer à un stade avancé. Il est possible d'utiliser ses capacités existantes dans différentes activités. L'intervenant doit mettre à profit ses réactions positives pour accomplir et atteindre les objectifs de qualité d'une intervention. *La capacité d'adaptation* de l'intervenant est un élément très important. Il doit ajuster ses interventions selon l'évolution de la maladie et la diminution progressive des capacités qui en résulte pour optimiser son approche et intervenir convenablement et efficacement. Il doit arrêter ou adapter son intervention quand il décode des réactions négatives.

Il est essentiel de comprendre et d'expliquer la cause des réactions de la personne pour être capable d'identifier ce qui provoque des réactions indésirables et ainsi prévenir celles qui sont négatives et en susciter des positives. La capacité à établir des liens entre une intervention donnée et la réaction de la personne malade fait partie intégrante des modalités d'interprétation.

Valider ses perceptions

Valider son interprétation de la CNV auprès des autres membres du personnel soignant et des familles est une pratique à adopter par l'intervenant pour vérifier la justesse de ses perceptions. Elle nécessite aussi de répéter l'intervention pour tester l'exactitude de son interprétation.

Pour arriver à optimiser son interprétation de la CNV, l'intervenant doit mettre à profit sa capacité de perception, la connaissance qu'il possède de la personne et son habileté à différencier les indices de la communication, à analyser et à tenir compte de l'impact de son intervention. La méthode Grisé facilite ce processus avec les personnes âgées atteintes de la maladie d'Alzheimer à un stade avancé.

Mise en situation (aspect physiologique)

Madame, âgée de 65 ans, est atteinte de la maladie d'Alzheimer à un stade avancé et elle vit en centre d'hébergement. Elle se déplace en fauteuil roulant et a besoin d'assistance lors de ses activités quotidiennes. Elle ne s'exprime plus verbalement depuis un certain temps et il est de plus en plus difficile pour les intervenants d'identifier ses besoins.

Bien installée à la table de la salle à manger, madame attend pour débuter son repas. Une nouvelle intervenante (préposée aux bénéficiaires) termine la préparation de l'activité et elle lui propose le menu.

Madame sourit, se rapproche de l'intervenante et le repas débute normalement. Au cours de l'activité, l'intervenante remarque une agitation des pieds de madame. Une fois le repas terminé, l'intervenante est satisfaite de son déroulement, mais elle aimerait identifier la signification de l'agitation des pieds de madame parce qu'elle a l'impression qu'elle extériorise quelque chose par ce comportement.

Voici comment interpréter la communication non verbale de madame à l'aide des cinq étapes de la méthode Grisé.

1) Capacité à observer

L'intervenante doit être capable d'observer, de percevoir et de démontrer de l'intérêt pour la CNV.

Dans l'exemple ci-haut, on mentionne qu'elle remarque que les pieds de madame bougent continuellement. Donc, son intérêt pour la CNV et son sens de l'observation lui permettent de percevoir et d'identifier.

2) Connaissance de la personne âgée

L'intervenante doit discuter de ce comportement lors d'une réunion avec les membres de son équipe de soins. Certains pourraient avoir déjà remarqué un comportement similaire lors de repas antérieurs et l'informer que lorsque cette personne est inconfortable, elle agite les pieds. À la suite de cette réunion, l'intervenante aura augmenté ses connaissances de la résidante en lien avec le comportement observé. Grâce à de telles rencontres, il lui sera possible d'obtenir plus d'information et d'acquérir une connaissance globale de cette personne. De plus, étudier et analyser son histoire de vie sont des moyens complémentaires qui l'aideront à comprendre l'agitation de madame.

3) Capacité à différencier et à analyser (identifier l'origine)

L'équipe de soins ayant identifié que l'inconfort est la raison de cette agitation, il s'agit maintenant pour l'intervenante d'en découvrir l'origine : psychologique, physiologique ou sociale ? Comme madame a souri lors de son arrivée, elle en déduit qu'elle n'est ni psychologique ni sociale ; l'émotion était positive et un rapprochement a été constaté. Elle suppose alors que la cause de l'agitation est d'origine physiolo-

gique. Elle est capable de différencier les sources de la CNV, ce qui lui permet de mieux identifier la cause du problème, de diriger ses actions et de limiter ses interventions.

4) Comprendre et analyser la situation (intervention-réaction)

Ayant identifié la cause d'ordre physiologique, l'intervenante cible ses interventions. Plusieurs actions en lien avec l'amélioration du confort sont essayées : coussin adapté pour améliorer la posture, élimination des courants d'air, etc. À leur suite, l'intervenante constate que l'agitation de madame disparaît si une activité d'hygiène précède le repas. Elle en conclut qu'elle devait être la conséquence d'un besoin primaire non satisfait. L'intervenante est donc capable d'établir des liens entre ses interventions et les comportements de la résidante ; elle identifie et elle comprend l'impact de ses interventions sur celle-ci.

5) Valider

Ayant identifié la cause, l'intervenante la partagera et la confirmera avec son équipe. Finalement, elle répétera l'intervention afin de confirmer la validité de sa solution.

QUATRIÈME CHAPITRE

Décoder la communication non verbale reliée à l'anxiété chez la personne âgée atteinte de la maladie d'Alzheimer

Il semble très difficile pour le personnel soignant d'identifier les signes d'anxiété souvent rencontrés chez la personne âgée atteinte de la maladie d'Alzheimer à un stade avancé. Nous verrons dans ce chapitre quelles en sont les manifestations.

Les problèmes d'anxiété sont dans bien des cas la cause première du comportement dérangeant de la personne. Il en découle des impacts négatifs sur le résidant lui-même, sur les autres membres du groupe ainsi que sur les intervenants qui ont de la difficulté à en comprendre la raison. Pour décoder l'anxiété, ce qui n'est pas toujours facile, il faut analyser les indices propres à la personne et à la situation en cours, en connaître la signification, en différencier l'origine et valider ses perceptions.

L'ANXIÉTÉ CHEZ LA PERSONNE ATTEINTE DE LA MALADIE D'ALZHEIMER

Comment se manifeste l'anxiété chez la personne âgée atteinte de la maladie d'Alzheimer ?

Un mal-être intérieur chez les personnes incapables de s'exprimer verbalement peut se traduire par un visage crispé, des gestes saccadés, un refus de soins, une démarche accélérée, une tension physique, des pleurs, de l'agressivité, de l'errance, des demandes excessives et des cris.

L'anxiété se manifeste par des symptômes qu'il est possible d'observer: nervosité, peur irraisonnable, tension, agitation, difficulté de concentration, crainte de certains stimuli, conduite obsessive, anticipation du pire, hypervigilance, hyperactivité, pleurs, sudation, tremblements, sensation de stress, tachycardie, dyspnée, sensation de serrement thoracique, oppression, boule à la gorge ou à l'estomac, sensation de chaleur ou de froid, sommeil agité, terreur nocturne, troubles gastro-intestinaux.

L'anxiété est présente tout au long de la maladie à travers les peurs, les hallucinations et les préoccupations irréalistes que la personne s'imagine. Par exemple, une personne âgée atteinte de la maladie d'Alzheimer qui s'inquiète de ne pas être présente pour accueillir ses enfants au retour de l'école. Ce scénario engendre des inquiétudes réelles chez elle[1].

Selon Cohen[2], il y a *trois catégories d'anxiété*: celle liée à des manifestations psychotiques, celle liée à une dépression et celle liée à des situations interpersonnelles. Il les définit en fonction de la situation et il faut apprendre à bien les dissocier. Le *premier type* d'anxiété est relié à des troubles psychotiques telles les hallucinations et la paranoïa. Ainsi, un individu qui a des problèmes de perception peut tâter le plancher avec ses mains ou ses pieds afin d'y vérifier la présence d'un trou qui, en réalité, n'existe pas. Il peut gratter les motifs d'une nappe pour la nettoyer, prendre l'intervenant pour quelqu'un d'autre, parler à une personne qui n'est pas là, etc.

1. M. Phaneuf, *La maladie d'Alzheimer et la prise en charge infirmière*, Paris: Masson, 2007.
2. G.D. Cohen, « Anxiety in Alzheimer's disease. Confusion and denial », *American Journal of Geriatry and Psychiatry*, 6 (1), 1-4, 1998.

Le *deuxième type* d'anxiété est relié à la dépression : on le nomme dépression d'anxiété. Une trop longue période d'anxiété peut provoquer une dépression. C'est-à-dire que si, par exemple, les troubles de perception précédemment décrits perdurent, il sera possible de constater une dépression chez la personne.

Le *troisième type* d'anxiété est relié à l'interaction : on le nomme *anxiété relationnelle*. Certaines relations interpersonnelles créent de l'anxiété. Ainsi, lorsque la personne malade est en rapport avec une autre personne, on peut voir apparaître certains comportements, telles de l'agitation, de la nervosité ou de l'agressivité, qu'on qualifie d'anxiété relationnelle. Par exemple, le malade peut démontrer de l'anxiété en présence d'un intervenant qui ressemble physiquement à un agresseur antérieur.

Lorsque ces comportements se manifestent, il est important de s'interroger sur leur cause. L'impact de l'intervention sur la personne atteinte de la maladie d'Alzheimer peut susciter des réactions négatives. Il est possible que l'activité ou ses conséquences ne correspondent pas à ses besoins et que l'intervenant doive changer sa façon d'agir ou son attitude afin de corriger la situation. Parler trop fort, précipiter les gestes, ne pas respecter le rythme de la personne, infantiliser la relation, manquer de respect, etc., peuvent provoquer de l'anxiété chez la personne atteinte de la maladie d'Alzheimer.

La méthode Grisé aidera l'intervenant à différencier les trois types d'anxiété souvent rencontrés chez les personnes âgées atteintes de la maladie d'Alzheimer, ce qui lui permettra d'améliorer la qualité de ses interventions.

Comme précédemment expliqué, il n'est pas toujours facile d'entrer en communication avec une personne anxieuse atteinte de la maladie d'Alzheimer, car elle peut être agitée et distraite et dans certains cas, elle peut être agressive pour exprimer son désaccord ou son insatisfaction.

UNE SALLE D'APAISEMENT EN CENTRE D'HÉBERGEMENT

L'utilisation d'une salle d'apaisement en centre d'hébergement facilite les échanges, diminue l'anxiété et répond aux besoins des résidants, des intervenants et des familles. Elle doit comporter des éléments calmants et sécurisants. Elle n'a pas pour but de stimuler les sens comme le font les endroits qui utilisent le concept *Snoezelen* adapté aux personnes âgées.

Jan Hulsegge et Ad Verheul sont deux psychologues hollandais ayant développé le concept Snoezenlen à la fin des années 1970.

Le mot Snoezelen est le résultat de la réunion de deux mots néerlandais ;

Snuffelen : Renifler, sentir, ressentir, fouiner et fureter.

Dozelen : État de bien-être, de confort et relaxation.

L'approche Snoezelen est utilisée dans les établissements où l'on offre des soins pour enfants handicapés, autistes, pour les personnes atteintes de maladie mentale, pour les personnes âgées atteintes de la maladie d'Alzheimer, pour soulager la douleur chronique, les comportements difficiles, et lors de lésion cérébrale. L'environnement Snoezenlen favorise la stimulation des sens, stimule et augmente l'adrénaline, réduit l'anxiété et l'automutilation, développe la communication.

Référence : www.snoezelenqc.ca

On doit plutôt créer un environnement normalisant, c'est-à-dire un lieu qui fait référence à des activités familières, connues en milieu de vie naturel, apaisantes et favorisant la détente, ce qui permet de faire appel à la mémoire émotive et à des expériences qui ont eu un impact positif sur le bien-être. Cette salle répond davantage au principe qui stipule que le milieu de vie de la personne hébergée se substitue au milieu de vie naturel.

Description du lieu physique

L'emplacement d'une salle d'apaisement doit être choisi pour en faciliter l'utilisation. Par exemple, si elle est localisée au sein de l'unité prothétique (milieu protégé, adapté aux personnes atteintes de la maladie d'Alzheimer), son accès est d'autant plus aisé et cela permet de désamorcer plus rapidement un comportement perturbateur émergent. Si les résidants qui manifestent des troubles de conduite sont dispersés dans diverses unités de vie, il est alors préférable de situer la salle d'apaisement dans un endroit central, accessible à tous, et de considérer un lieu calme ou de prévoir insonoriser la pièce. Ce lieu comprend deux accès identifiés. La température y est adaptée selon les saisons avec un climatiseur pour l'été et un chauffage approprié pour l'hiver et une cheminée électrique. Il est possible d'y obtenir un éclairage tamisé ou d'y reproduire la lumière naturelle si nécessaire. La grandeur de la pièce est fonction de l'ameublement. On peut y trouver une table ronde, deux chaises capitaines, deux berçantes, un piano, un meuble pouvant contenir un téléviseur, une chaîne stéréo, un service à thé et des gâteries. Il peut y avoir aussi un petit réfrigérateur, un téléphone, du matériel thérapeutique pour des activités relaxantes et un tapis pour les animaux qui participent à la zoothérapie. La décoration incite à la relaxation avec des couleurs apaisantes et chaleureuses et un style d'antan. La salle doit ressembler à un salon de détente et à un environnement connu. Elle doit être accueillante. En plus de l'aménagement, l'approche des intervenants qui l'utilisent doit être adaptée à la situation, ce qui aura comme effet de créer un lien de confiance, de faciliter les interactions et d'influencer le comportement du résidant.

Afin de valider ce concept, une évaluation des effets de la salle d'apaisement a été réalisée à la suite de l'observation de plusieurs individus. Son impact positif sur l'anxiété des résidants et son utilité pour les intervenants ont été démontrés à partir de grilles d'évaluation du bien-être psychologique et d'un questionnaire rempli par le personnel soignant. Les résultats ont été significatifs, révélant une diminution de l'anxiété chez les résidants atteints de la maladie d'Alzheimer.

Maintenir un bien-être psychologique afin d'améliorer la qualité de vie des personnes âgées vivant en centre d'hébergement est important et une salle d'apaisement permet d'atteindre ce but en diminuant l'anxiété souvent rencontrée chez les personnes âgées atteintes de la maladie d'Alzheimer. L'objectif premier n'est pas de gérer mais plutôt de *prévenir les crises d'agressivité* découlant de problèmes d'anxiété vécus par cette population. Une salle d'apaisement contribue à calmer, à sécuriser, à créer des liens avec le résidant, à offrir aux familles un lieu favorisant les rencontres avec leur proche, à mettre des moyens d'interventions à la disposition des intervenants souvent démunis et à protéger les autres résidants en leur assurant un milieu de vie calme et sécuritaire. La santé mentale et le bien-être psychologique sont des éléments fondamentaux de la qualité de vie des individus. Ils sont liés tant aux valeurs propres à chaque personne qu'aux valeurs collectives dans un milieu donné. Ils sont influencés par diverses conditions interdépendantes. Toute situation qui nuit à l'adaptation d'une personne à son milieu constitue une entrave à la santé mentale. À l'inverse, toute situation qui la facilite favorise et maintient la santé mentale.

Pourquoi choisir une salle d'apaisement pour diminuer l'anxiété vécue chez les personnes âgées atteintes de la maladie d'Alzheimer à un stade avancé ?

Une salle d'apaisement est un milieu qui favorise le sentiment de sécurité chez la personne. Comme nous le savons, les souvenirs émotifs sont souvent mis à contribution lors des interventions thérapeutiques. Cet environnement permet donc d'utiliser le potentiel émotif positif de la personne afin de susciter le calme. Un milieu recréant des évènements heureux permet de stimuler cette mémoire émotive. Se bercer en prenant un thé près de la cheminée en écoutant une musique appréciée sont des expériences normalisantes et sécurisantes.

Pourquoi attendre que l'anxiété génère de l'agressivité quand on peut la prévenir ? Identifier la CNV permet à l'intervenant d'être proactif et d'éviter les malaises vécus chez la personne afin de retrouver un état de quiétude. La première action à poser par l'intervenant avant d'utiliser cette salle d'apaisement est donc d'être en mesure de reconnaître les signes précurseurs chez la personne annonçant un comportement perturbateur.

Une salle d'apaisement est pour les intervenants un outil adapté qui rencontre les besoins des résidants et qui permet de diminuer ou de contrôler l'anxiété du malade atteint de la maladie d'Alzheimer. Ses objectifs sont donc de prévenir ou de contenir les troubles de comportement, ce qui facilite par la suite les actes de soins. Moins d'heures y sont donc consacrées, tout en favorisant l'amélioration de la qualité de vie des résidants et les conditions de travail du personnel soignant. L'intervenant dispose d'un nouvel outil qui lui permet de mieux gérer ses situations difficiles. Il est moins désemparé, car pourvu de moyens. Il ne vit plus d'insatisfaction et n'a plus l'impression d'avoir échoué dans son intervention.

Il existe des éléments à considérer lors de l'implantation d'une salle d'apaisement : *les approches, l'environnement et les activités de détente*.

Les approches

Premièrement : décoder les signes précurseurs (la CNV).

Deuxièmement : utiliser une démarche relationnelle favorisant le bien-être du résidant.

L'environnement

L'environnement doit correspondre à ce que l'individu a connu par le passé, cet environnement doit avoir du sens, rappeler quelque chose de plausible, d'apaisant, à la personne. Par exemple, il serait inapproprié de retrouver dans cette salle des faisceaux lumineux projetés sur les murs ou du sable sur le plancher, ce qui aurait comme effet de désorienter davantage la personne âgée et d'augmenter le stress. Offrir un endroit tranquille, significatif pour l'individu, a beaucoup d'effet et d'impact sur le bien-être de la personne.

Les activités de détente

Toutes les activités qui sont proposées au résidant anxieux doivent favoriser la détente, par exemple se bercer, boire un chocolat chaud près de la cheminée, bercer le bébé (en plastique), écouter de la musique, visionner des vidéos relaxantes, etc.

Implanter une salle d'apaisement en centre d'hébergement aidera à prévenir les comportements dérangeants tout en considérant les indices de la CNV reliés à l'anxiété vécue par le résidant.

CINQUIÈME CHAPITRE

Les techniques de communication non verbale de l'intervenant

Dans ce dernier chapitre, nous verrons comment l'intervenant peut adapter sa communication verbale et non verbale en fonction de la personne âgée atteinte de la maladie d'Alzheimer à un stade avancé. Nous avons constaté dans les chapitres précédents l'importance de bien interpréter les expressions et les gestes du malade, mais l'intervenant doit également s'assurer qu'il se fait bien comprendre. Établir un dialogue avec une personne atteinte de la maladie d'Alzheimer à un stade avancé demande des compétences particulières. Rappelons-nous: peu importe ses capacités et l'atteinte de ses facultés cognitives, la personne peut communiquer jusqu'à la fin de sa vie.

VOTRE GESTUELLE

Pour que votre message soit bien reçu, il vous faut recourir à des signes qui captent l'attention, c'est-à-dire qui répondent à l'intérêt de la personne. Répéter un moyen de communication peut donner de bons résultats. Par exemple, si vous utilisez toujours le même geste de la main pour inciter et stimuler la personne à se nourrir lors de l'activité repas, elle aura un point de repère la prochaine fois, ce qui contribuera à implanter et à maintenir une habitude sécurisante. Votre gestuelle est un élément de la communication non verbale qui donne de l'information et elle est une partie constituante de la communication du message. Même si la personne malade comprend mal vos consignes ou les mots utilisés, elle est capable de reconnaître et de décoder votre humeur à travers votre langage et vos gestes d'affection. Utilisez *un rythme et des gestes lents*. Une gestuelle et une vitesse d'exécution appropriées sont des moyens d'intervention efficaces. Les gestes brusques risquent de surprendre et de provoquer des sursauts, de l'agitation, de l'inquiétude, de l'anxiété, voire de l'agressivité.

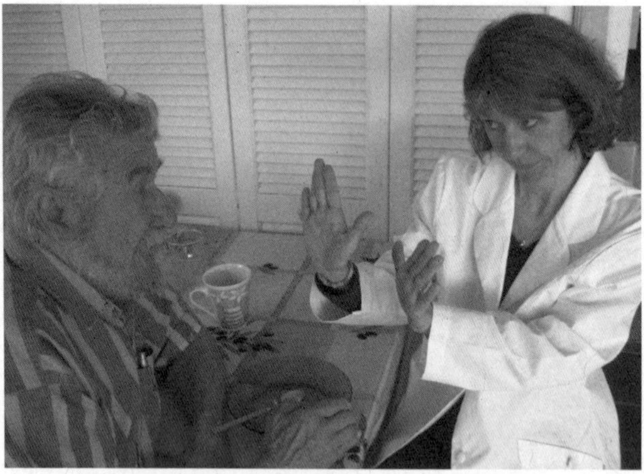

L'intervenante utilise cette gestuelle pour communiquer l'arrêt de l'activité.

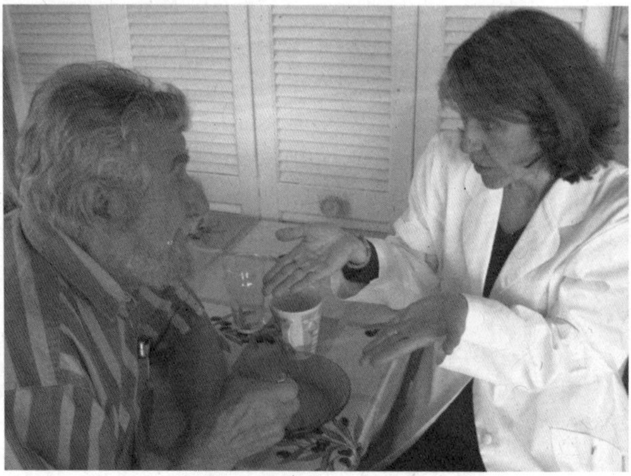

L'intervenante utilise cette gestuelle pour obtenir une réponse.

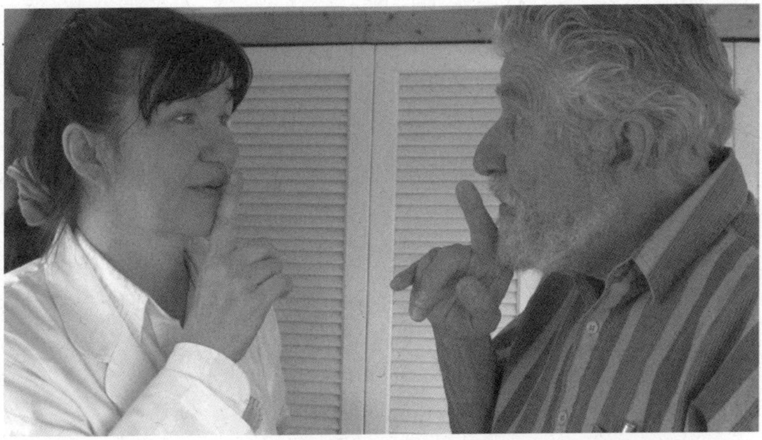

L'intervenante demande le silence.

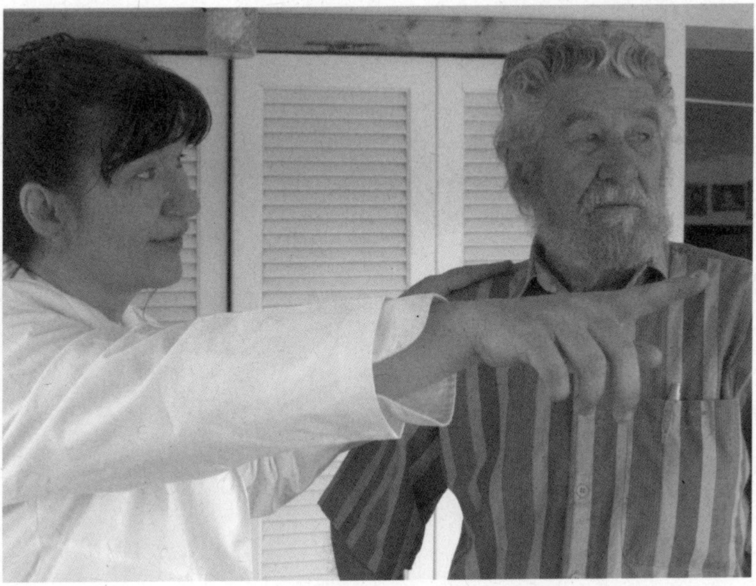

L'intervenante dirige l'attention de la personne.

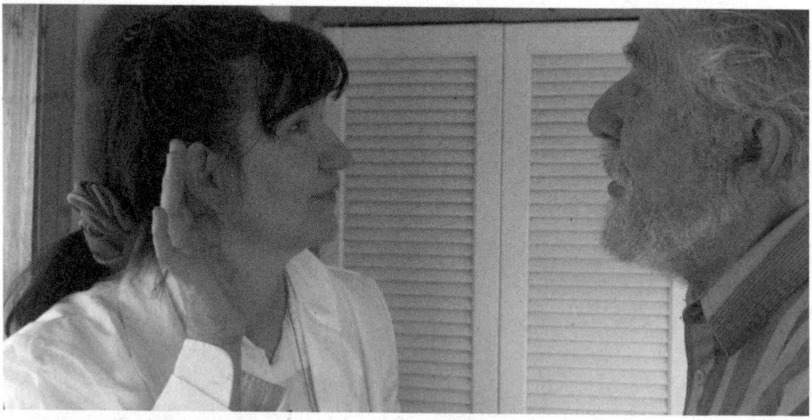

L'intervenante communique sa difficulté à entendre.

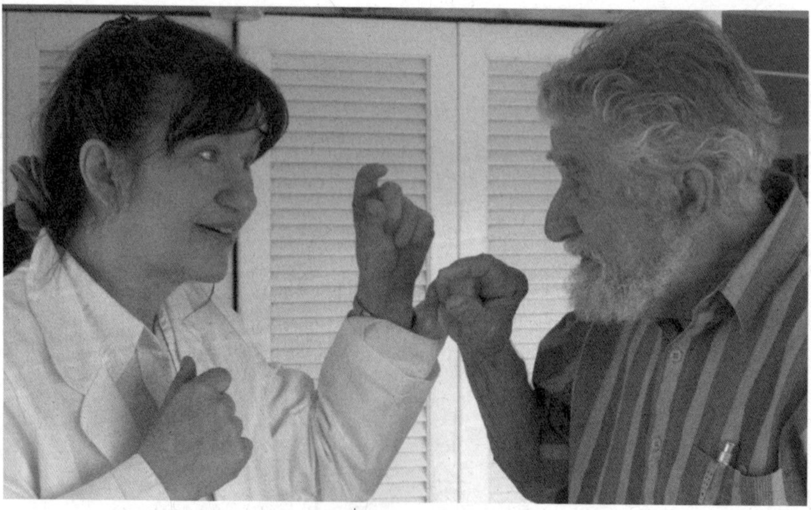

L'intervenante communique une quantité (mesure).

VOTRE TIMBRE DE VOIX

Les observations cliniques ont démontré que les résidants sont capables de reconnaître et de distinguer les voix de chaque membre du personnel soignant. Keane *et al.*[1] mettent l'accent sur l'importance pour l'intervenant de prendre conscience et de maîtriser sa propre CNV afin de faciliter son interaction avec le malade. Choisir ses messages non verbaux aide l'intervenant dans son interaction.

Le timbre de voix est un moyen d'expression fréquemment utilisé par les intervenants pour entrer en communication avec la personne âgée atteinte de la maladie d'Alzheimer. Ils ont recours à sa modulation et au ralentissement de leur langage verbal afin de transmettre différents messages. Le langage verbal vient alors en appui au paralangage. Il s'agit de choisir une intonation et un débit qui seront compris et reconnus par les résidents : c'est ce que l'on nomme le *paralangage*. La signification des mots véhiculant le message vient bien loin en second plan. Par son paralangage, l'intervenant peut volontairement ou involontairement transmettre toutes sortes d'états, tels l'impatience, la colère, la nervosité, le calme, l'agressivité, le mécontentement, la satisfaction, la tristesse, etc. Comme nous le savons maintenant, le malade est sensible aux émotions et il sait les décoder et reconnaître leur signification. Le paralangage est une technique qui est très utile aux intervenants pour communiquer avec la personne, et ce, jusqu'en fin de vie. Son impact sera positif s'il est bien utilisé lors de l'interaction et il contribuera à stimuler la personne âgée, à faciliter l'intervention et à maintenir une relation de complicité. Les malades ne comprennent pas toujours le contenu du message, mais ils saisissent bien l'émotion qui se trouve derrière chacun d'eux ; il est judicieux d'utiliser ce stimulus. La personne peut donc réagir au timbre de voix : fort, sévère, dynamique, nerveux, agressif, sec, triste ou inhabituel.

1. J. Keane *et al.*, « Face and emotion processing in frontal variant frontotemporal dementia », *Neuropsychologia*, 40, 655-665, 2002.

VOS EXPRESSIONS FACIALES

Selon Ekman et Friesen[2], dont les travaux ont été réalisés avec des individus *normaux*, le visage est la zone privilégiée pour exprimer la communication directe avec le monde extérieur. Il fait connaître aux autres nos états intérieurs, nos pensées, nos sentiments et nos émotions. Tous les individus présentent une CNV influencée par divers facteurs, tels la culture, l'éducation, l'âge et le sexe[3].

Le caractère d'universalité de la CNV a été souligné pour la première fois par Darwin[4] qui a soulevé la question des relations entre l'émotion et l'expression faciale. Les recherches exhaustives réalisées par Ekman et Friesen[5] démontrent aussi l'universalité de l'interprétation des expressions faciales. Les résultats de ces études témoignent d'un taux élevé de reconnaissance de *six émotions de base*: 93 % des personnes reconnaissaient l'expression de la *joie*, 88 % reconnaissaient l'expression de la *surprise*, 83 % reconnaissaient l'expression du *dégoût*, 81 % reconnaissaient l'expression de la *tristesse*, 76 % reconnaissaient l'expression de la *peur* et 72 % reconnaissaient l'expression de la *colère*.

En outre, ces auteurs établissent que le visage est le lieu où l'on relève le plus de messages reliés aux émotions et que leur aspect inné est présent chez tous les individus. Ils élaborent une façon de les décoder à partir des mouvements faciaux.

Selon Ekman et Rainer[6], tout individu possède dès sa naissance des expressions faciales provenant des émotions de base. Par

---

2. P. Ekman et W.V. Friesen, *Facial Action Coding System*, San Francisco: Human Interaction Laboratory, Departement of Psychiatry, University of California, 1978.
3. L. Corman, *ABC des expressions du visage: le moyen de communication le plus sûr entre les hommes*, Paris: Grancher, 1991.
4. C. Darwin, *The Expression of the Emotions in Man and Animals*, Londres: John Murray, 1872.
5. P. Ekman et W.V. Friesen, « Head and body cues in the judgments of emotions », *Perceptual and Motor Skills*, 24, 711-724, 1967 et « The repertoire of nonverbal behavioral categories: Origins, usage and coding », *Semiotica*, 1, 49-98, 1969.
6. P. Ekman et S.K. Rainer, *Handbook of Methods in Nonverbal Behavior Research*, Cambridge: Cambridge University Press, 1982.

exemple, l'enfant aveugle, qui ne peut imiter aucune expression faciale, est capable de les manifester sans apprentissage. D'après Pacout[7], les muscles sous la peau du visage, appelés muscles peauciers, sont très nombreux et sont les plus complexes de tout notre système musculaire. Ils réagissent au moindre influx nerveux et révèlent la plus faible trace d'émotion.

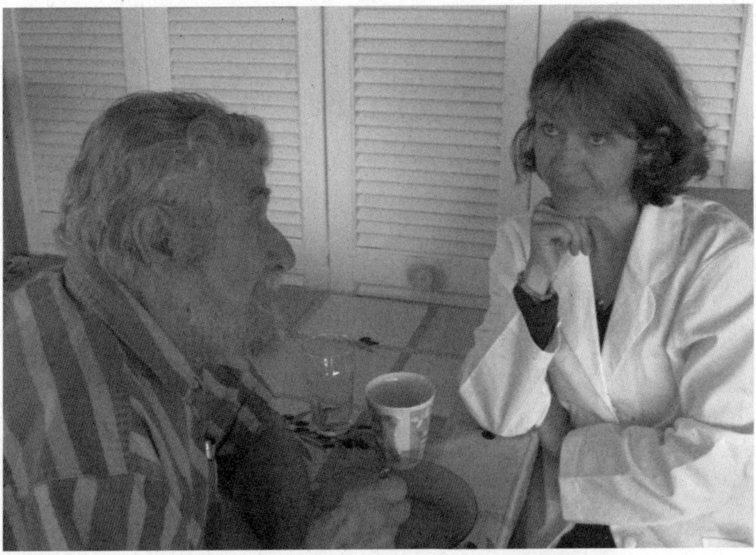

L'intervenante communique son impatience.

7. N. Pacout, *Le langage des gestes*, Belgique: Marabout, 1991.

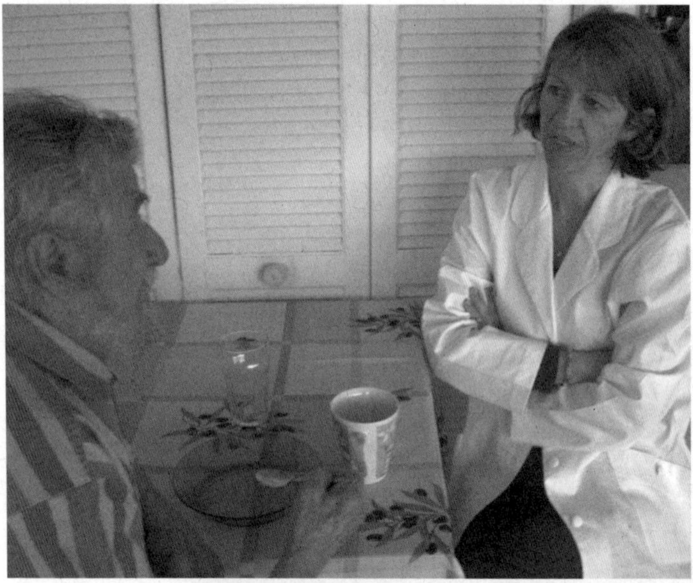

L'intervenante communique sa fermeture vers l'autre.

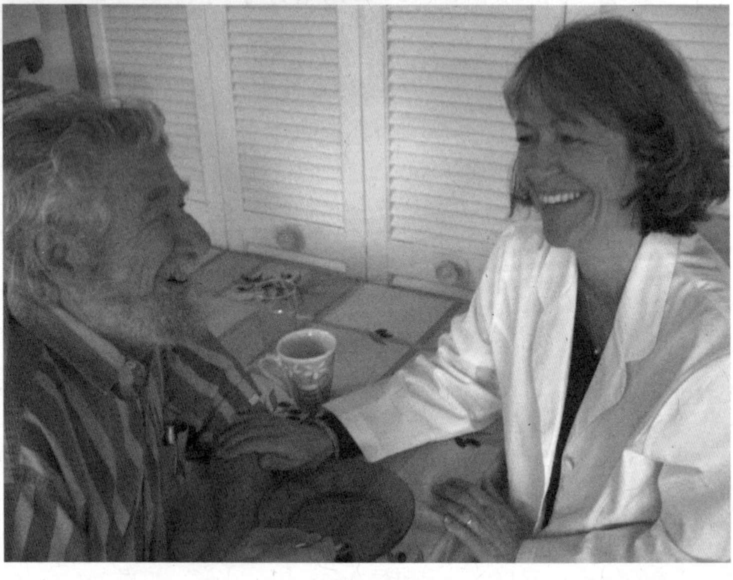

L'intervenante provoque une communication positive.

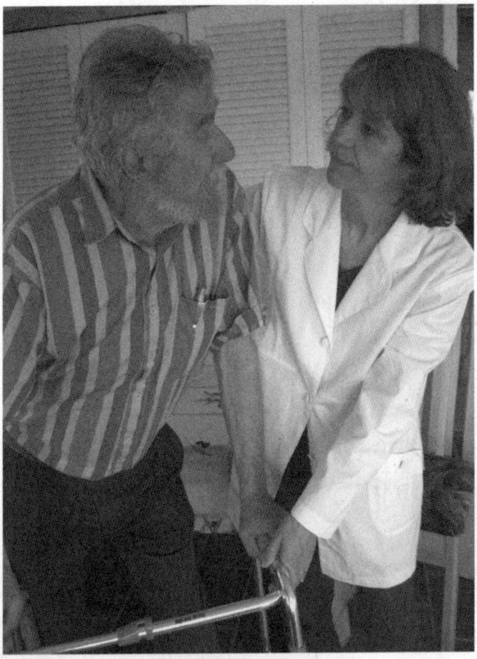

L'intervenante communique une directive avec son expression faciale.

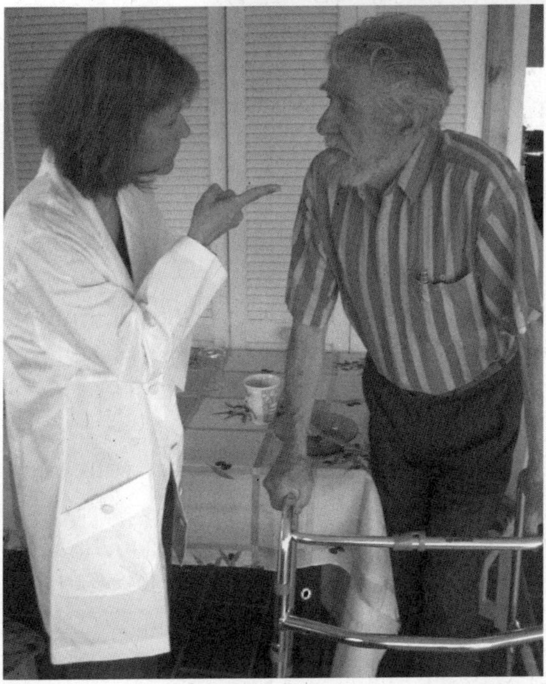

L'intervenante démontre une attitude agressive.

VOTRE ATTITUDE, SOURCE DE CNV

Le langage de votre corps peut révéler votre état au malade: nervosité, fatigue, impatience, désir ou non d'entrer en relation. Que vous affichiez un faible ou un grand sourire, il peut être franc, ironique, moqueur, niais, railleur, supérieur, triste, de connivence, de dédain, etc. Votre regard peut être inquiet, moqueur, hébété, etc. Être conscient de l'impact de sa CNV sur les autres permet d'améliorer ses interactions. Vos attitudes influencent votre entourage. Votre CNV a un effet direct sur les individus qui vous entourent. Ainsi, lorsque vous vous approchez d'un résidant de façon nonchalante, celui-ci peut le décoder et, en contrepartie, y réagir négativement. Maîtriser sa CNV contribue à améliorer ses échanges avec l'entourage et c'est l'élément fondamental d'une bonne relation.

Il est aussi essentiel de *parler* avec votre CNV, c'est-à-dire utiliser des gestes simples; exprimez votre affection avec un sourire et touchez la personne.

Plusieurs spécialistes du domaine de l'interaction suggèrent des techniques de communication verbale et non verbale qui aident l'intervenant à se faire comprendre par la personne atteinte de la maladie d'Alzheimer.

1. Éliminez les distractions dans l'environnement.
2. Captez l'attention de la personne âgée atteinte de la maladie d'Alzheimer.
3. Utilisez votre CNV en même temps que vous communiquez votre message verbalement avec des mots simples et des phrases courtes; coordonnez les deux types de communication.
4. Utilisez votre paralangage pour faire passer votre message.
5. Posez des questions précises et donnez des choix de réponses; utilisez des mots clés pour faciliter les réponses;

par exemple, utilisez une gestuelle qui suggère un oui ou un non : signes de la tête.

6. Utilisez des gestes, des expressions faciales et des attitudes qui suscitent une réponse positive.
7. Observez les réactions et adaptez votre communication verbale et non verbale à la situation.
8. Utilisez des mots courants et reformulez votre message de différentes façons afin de le valider ; appuyez-le avec votre gestuelle.
9. Soyez approbatif et démontrez votre intention de communiquer et de comprendre la personne tout au long de l'échange ; utilisez un comportement et une attitude d'écoute et d'empathie.
10. Réutilisez, lors des prochains échanges, la CNV qui vous a déjà permis d'atteindre vos objectifs.

Pour optimiser sa communication verbale et non verbale avec la personne âgée atteinte de la maladie d'Alzheimer à un stade avancé, l'intervenant doit : se placer face au malade, établir le contact avec un geste, se présenter en rappelant des repères familiers simples, parler lentement et calmement, répéter les informations importantes, donner une consigne à la fois, terminer un sujet de discussion avant de passer à un autre, ne pas tenter d'obtenir l'attention du patient sans lui parler, utiliser la communication écrite et, lorsqu'elle devient impossible, la remplacer par des symboles, des pictogrammes, des dessins ou des images qui évoquent souvent des souvenirs[8].

8. L. Ploton, « La communication avec les déments séniles », *La revue du praticien*, 9 (322), 45-48, 1995.

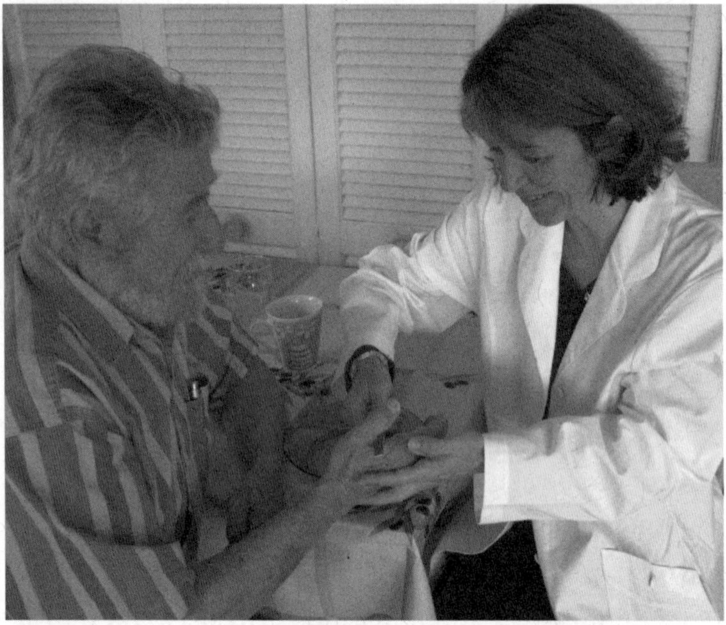

L'intervenante utilise une attitude favorisant l'activité (incitation).

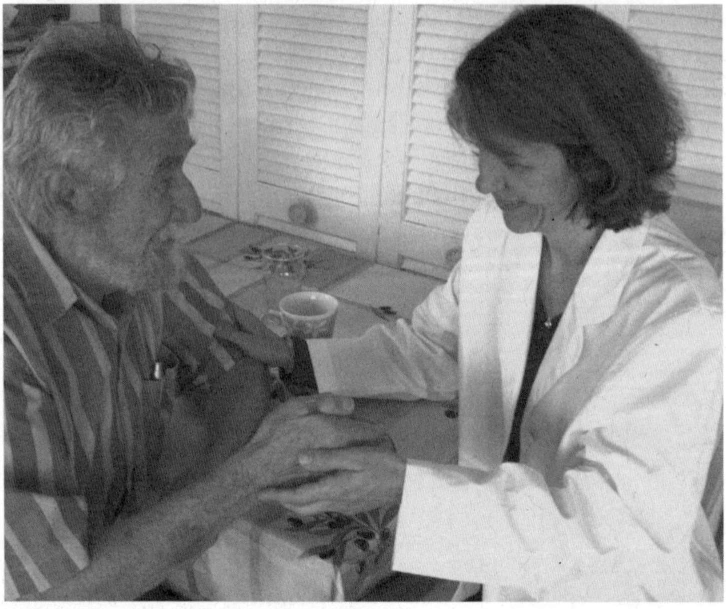

L'intervenante utilise un comportement approbateur.

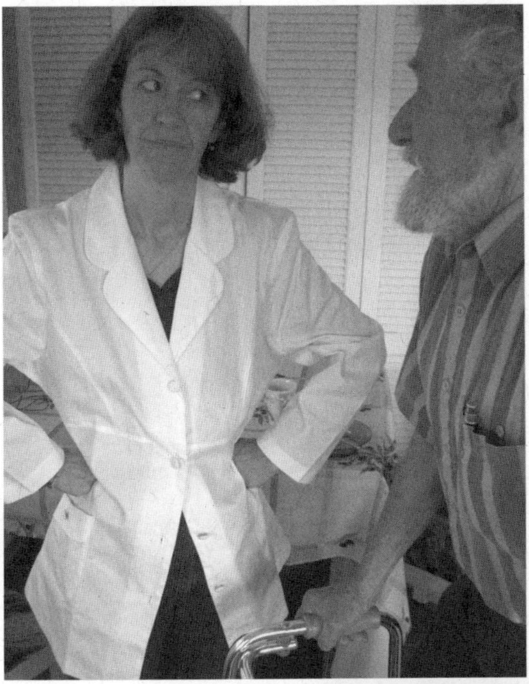

L'intervenante utilise un comportement de désaccord.

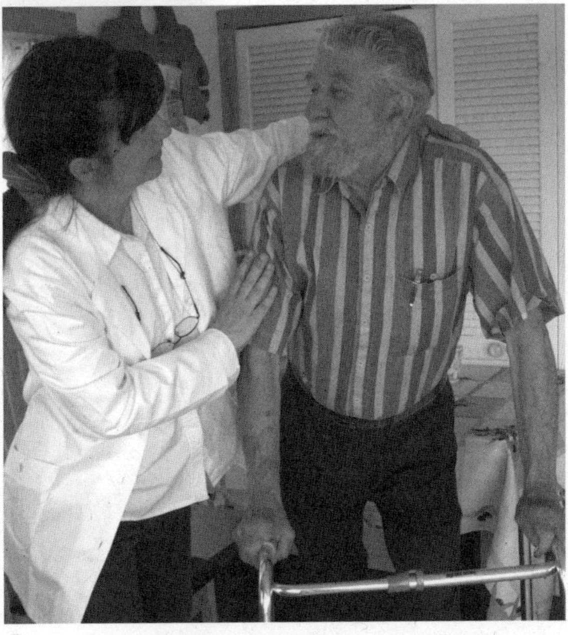

L'intervenante utilise une attitude positive qui favorise l'interaction.

Conclusion

Comprendre la personne âgée atteinte de la maladie d'Alzheimer à un stade avancé est un défi de taille pour les aidants naturels et pour les intervenants qui la côtoient quotidiennement. Au-delà des problèmes de communication verbale, ils peuvent entrer en relation avec le résidant en utilisant leur paralangage et autres moyens de communication non verbale. Ils doivent alors moduler leur voix afin de susciter une réaction, une réponse du malade, et ils doivent utiliser des gestes et un langage corporel qui démontrent une attitude positive pour faciliter l'interaction. La communication s'avérera davantage compliquée avec la progression de la maladie et la communication non verbale (CNV) deviendra plus difficile à décoder. Le modèle d'interprétation de la CNV élaboré dans ce livre permet de mieux capter et d'interpréter les messages non verbaux exprimés par la personne âgée atteinte de la maladie d'Alzheimer à un stade avancé.

La CNV utilisée par ces personnes n'est pas un effet du hasard, elle est plutôt un moyen d'exprimer un état, une émotion ou un besoin et elle peut également comporter la volonté de transmettre un message à l'entourage. Certains indicateurs sont plus importants que d'autres : l'expression et le mouvement des yeux sont des sources privilégiées de renseignements qui doivent retenir l'attention des intervenants.

Communiquer avec la personne suppose non seulement de comprendre le message, mais aussi de bien se faire comprendre. Le dialogue entre l'intervenant et le malade pourra se poursuivre à l'aide d'une CNV. Ce dialogue nouveau apportera une grande satisfaction aux interlocuteurs, à la personne malade comme à la personne qui l'accompagne.

Références

Adler, R.B., L.B. Rosenfeild et N. Towne (1992). *Interplay: The Process of Interpersonal Communication*, 4e éd. New York: Holt, Rinehart and Winston.

Albert, S.M., C. Del Castillo-Castaneda, M. Sano, D.M. Jacobs, K. Marder, K. Bell, F. Bylsma, G. Lafleche, J. Brandt, A. Albert et Y. Stern (1996). « Quality of life in patients with Alzheimer's disease as reported by patient proxies », *Journal of the American Geriatric Society*, 44 (11), 1342-1347.

Alzheimer's Association (2009). http://www.alz.org/index.asp.

American Psychiatric Association (1996). DSM-IV : *Manuel diagnostique et statistique de troubles mentaux* (4e éd.) (version internationale) (Washington, DC, 1995). Traduction française par J.D.G. Guelfi *et al.* Paris : Masson.

Argyle, M. (1988). *Bodily Communication*, 2e éd. New York : Methuen & Co.

Asplund, K., L. Jansson et A. Norbert (1995). « Facial expressions of patients with dementia : A comparaison of two methods of interpretation », *International Psychogeriatrics*, 7 (4), 527-534.

Asplund, K., A. Norberg, R. Adolfsson et H.M. Waxman (1991). « Facial expressions in severely demented patients – A stimulus – Reponse study of four patients with dementia of the Alzheimer type », *International Journal of Geriatry*, 6, 599-606.

Baddeley, A.D. (2002). « Is working memory still working ? », *European Psychologist*, 7, 85-97.

Bayles, K.A. (1982). « Language function in senile dementia », *Brain Language*, 16 (2), 265-280.

Becue, M. (2002). « Faire face à la maladie d'Alzheimer : 1/6 – La communication », *Soins Gérontologie*, 38, 31-34.

Cohen, G.D. (1998). « Anxiety in Alzheimer's disease. Confusion and denial », *American Journal of Geriatry and Psychiatry*, 6 (1), 1-4.

Cohen-Mansfield, J., M.S. Marx et A.S. Rosenthal (1990). « Dementia and Agitation in Nursing Home Residents : How are they related ? », *Psychology and Aging*, 5 (1), 3-8.

Corman, L. (1991). *ABC des expressions du visage : le moyen de communication le plus sûr entre les hommes*, Paris : Grancher.

Crépet , Anne-Marie et André (1998). *Aides-soignant(es) en gériatrie:* Éd : Chronique Sociale.

Cuisinier, Bernadette (2008). *Accroître le soin relationnel – 2e édition. Avec des personnes désignées démentes séniles, type Alzheimer.* Éd : chronique Sociale.

Darwin, C. (1872). *The Expression of the Emotions in Man and Animals*, Londres : John Murray.

Darwin, C. (1890). *L'expression des émotions chez l'homme et les animaux*, (2e éd. française). Paris : Reinwarld.

Derouesné, C. (1994). *La maladie d'Alzheimer*, Bordeaux-Le-Bouscat : Éditions l'Esprit du temps.

Dubé, M. et C. Lemieux (1998). *Personnes âgées atteintes de déficits cognitifs : manuel d'intervention*, Cap-de-la-Madeleine : Regroupement Cloutier-du-Rivage.

Duncan, B. (1993). *Aging in Place with Dignity*, Westport (CT), Praeger.

Ekman, P. (1973). *Darwin and Facial Expression*, New York : Academic Press.

Ekman, P. (1977). « Biological and culture contributions to body and facial movement », dans J. Blacking (dir.), *Anthropology of Body*, Londres : Academic Press.

Ekman, P. et W.V. Friesen (1967). « Head and body cues in the judgments of emotions », *Perceptual and Motor Skills*, 24, 711-724.

Ekman, P. et W.V. Friesen (1969). « The repertoire of nonverbal behavioral categories : Origins, usage and coding », *Semiotica*, 1, 49-98.

Ekman, P. et W.V. Friesen (1978). *Facial Action Coding System*, San Francisco : Human Interaction Laboratory, Departement of Psychiatry, University of California.

Ekman, P., W.V. Friesen et S. Ancoli (1980). « Facial signs of emotional experience », *Journal of Personality and Social Psychology*, 39 (6), 1125-1134.

Ekman, P., W.V. Friesen et S.S. Tomkins (1971). « The facial affect scoring technique : A first validity study », *Semiotica*, 3, 37-58.

Ekman, P. et H. Oster (1979). « Facial expression of emotion », *Annuel Review of Psychology*, 30, 527-554.

Ekman, P. et S.K. Rainer (1982). *Handbook of Methods in Nonverbal Behavior Research*, Cambridge : Cambridge University Press.

Éthier, S. (1996). *L'ABC de la maladie d'Alzheimer*, Montréal : Éditions Méridien.

Eustache, F. et A. Agniel (1995). *Neuropsychologie clinique des démences. Évaluations et prises en charge*, Paris : Solal.

Eustache, F., B. Lechevalier et F. Viader (1996). *La mémoire*, Bruxelles : De Boeck Université.

Gauvreau, D. et M. Gendron (1994). *Questions et réponses sur la maladie d'Alzheimer*, Montréal : Le Jour.

Grisé, J. (1997). *Impact d'une nouvelle méthode d'intervention sur la communication non verbale auprès de personnes âgées atteintes de déficits cognitifs*, Mémoire de maîtrise, Université de Sherbrooke.

Grisé, J. (2007). *Interprétation par l'intervenant de la communication non verbale de la personne âgée atteinte de démence de type Alzheimer lors d'une activité de la vie quotidienne*, Thèse de doctorat, Université du Québec à Trois-Rivières.

Grisé, J. (2008). « Sans parole », *Perspective infirmière*, 25-26.

Hendryx-Bedalov, P.M. (2000). « Alzheimer's dementia. Coping with communication decline », *Journal of Gerontological Nursing*, 26 (8), 20-24.

Hess, E.H. (1975). *The Tell-Tale Eye*, New York : Van Nostrand Reinold.

Hurley, A.C., B.J. Volicer, P.A. Hanrahan, S. Houde et L. Volicer (1992). « Assessment of discomfort in advanced Alzheimer patients », *Research in Nursing and Health*, 15, 369-377.

Institut national de la statistique et des études économiques (INSEE) (2009). http ://www.insee.fr/fr/default.asp.

Jansson, L., A. Norberg, P.O. Sandman, E. Athlin et K. Asplund (1992-1993). « Interpreting facial expressions in patients in the terminal stage of the Alzheimer disease », *Omega*, 2 (4), 309-324.

Karbe, H., A. Hertsez et M. Polk (1993). « Profiles of language impairment in primary progressive aphasia », *Archives of Neurology*, 50 (2), 193-220.

Keane, J., A.J. Calder, J.R. Hodges et A.W. Young (2002). « Face and emotion processing in frontal variant frontotemporal dementia », *Neuropsychologia*, 40, 655-665.

Kovach, C.R. et J. Magliocco (1998). « Late-stage dementia and participation in therapeutic activites », *Applied Nursing Research*, 11 (4), 167-173.

Lawton, M.P. (1994). « Quality of live in Alzheimer disease », *Journal of Alzheimer Disease and Associated Disorders*, 8 (3), 138-150.

Lawton, M.P., M.H. Kleban, D. Rajagopal, J. Dean et P.A. Parmelee (1992). « The factorial generality of brief positive and negative affect measures », *Journal of Gerontological Science*, 47, 228-237.

Lawton, M.P., K. Van Haitsma et J. Klapper (1996). « Observed affect in nursing home residents with Alzheimer's disease », *Journal of Gerontology: Psychological Sciences*, 51 B (1), 3-14.

Mace, N. (1989). « A new method for studying the patient's experience of care », *American Journal of Alzheimer's Care*, 4 (5), 4-6.

Marquis, F. (1999). « Langage et démence : intérêt du maintien de la communication », *Soins Gérontologie*, 16, 17-19.

Marshall, E. (1983). *Eye Language : Understanding the Eloquent Eye*, New York : New Trend.

Orzeck, P., N. Guberman et P. Barylak (2001). *Des interventions novatrices auprès des aidants naturels*, Montréal : Éditions Saint-Martin.

Pacout, N. (1991). *Le langage des gestes*, Belgique : Marabout.

Perron, Martine (2003). *Communiquer avec des personnes âgées. La clé des sens.* Éd : Chronique Sociale.

Phaneuf, M. (2007). *La maladie d'Alzheimer et la prise en charge infirmière*, Paris : Masson.

Ploton, L. (1995). « La communication avec les déments séniles », *La revue du praticien*, 9 (322), 45-48.

Ploton, Louis (1995). *La personne âgée. Son accompagnement médical et psychologique et la question de la démence.* Éd : Chronique Sociale.

Ploton, Louis (2004). *Maladie d'Alzheimer . À l'écoute d'un langage.* Éd : Chronique Sociale.

Reisberg, B., S.H. Ferris, M.J. de Leon et T. Crook (1988). « Global deterioration scale (GDS) », *Psychopharmacology Bulletin*, 24 (4), 661-662.

Ripich, D.N., M. Wykle et S. Niles (1995). « Alzheimer's disease caregivers : The focused program. A communication skills training program helps nursing assistants to give better care to patients with disease », *Geriatric Nursing*, 16 (1), 15-19.

Société Alzheimer du Canada (2000). *La Société d'Alzheimer craint pour la génération du baby-boom.* http://www.alzheimer.ca/french/index.php.

Société Alzheimer du Canada (2006). *Les baby-boomers vont-ils s'attaquer à la maladie d'Alzheimer ?* http://www.alzheimer.ca/french/index.php.

Statistique Canada (2004). *Santé et incapacité chez les aînés.* http://www.statcan.ca/francais/reference/refcentre/index_f.htm.

Tappen, R.M. (1991). « Alzheimer's disease : Communication techniques to facilitate perioperative care », *AORN Journal*, 54 (6), 1279-1286.

Recyclé
Contribue à l'utilisation responsable des ressources forestières
www.fsc.org Cert no. SGS-COC-003153
© 1996 Forest Stewardship Council
FSC

MARQUIS
Marquis imprimeur inc.

Québec, Canada
2010

Imprimé sur du papier Silva Enviro 100% postconsommation traité sans chlore, accrédité Éco-Logo et fait à partir de biogaz.

certifié

procédé sans chlore

100 % post-consommation

PERMANENT
archives permanentes

BIO GAZ
énergie biogaz